Meiner Frau

Barbara

gewidmet

Dr. Christoph Lukas

Stabilisationstraining mit der Blackroll

Stabilisationstraining mit der Blackroll

IMPRESSUM

Die Wiedergabe von Gebrauchsnamen, Handelsnamen, Warenbezeichnungen usw. in diesem Werk berechtigt auch ohne besondere Kennzeichnung nicht zu der Annahme, dass solche Namen im Sinne der Warenzeichen- und Markenschutz-Gesetzgebung als frei zu betrachten wären und daher von jedermann benutzt werden dürften.

Die Dt. Nationalbibliothek verzeichnet diese Publikation in der dt. Nationalbibliographie; detaillierte Informationen sind im Internet über http://dnb.d-nb.de abrufbar.

Stabilisationstraining mit der Blackroll
©2014 Christoph Lukas
Herstellung und Verlag: BoD - Books on Demand, Norderstedt
ISBN: 9783738609899

Ein besonderer Dank geht an Marko Wolf für das Fotografieren, Chris Schäfer für das modeln und Mathias Hinz für den Cover-Entwurf.

Wichtiger Hinweis:

Die Medizin ist ständigen Entwicklungen unterworfen. Soweit in diesem Werk eine Dosierung oder Applikation erwähnt wird, darf der Leser darauf vertrauen, dass der Autor große Sorgfalt darauf verwandt hat, dass diese Angabe dem Wissensstand bei Fertigstellung des Werkes entspricht. Eine Gewähr kann jedoch nicht übernommen werden. Jede Dosierung oder Applikation erfolgt auf eigene Gefahr. Die Autoren appellieren an jeden Benutzer, ihm etwa auffallende Ungenauigkeiten mitzuteilen. Geschützte Warennamen (Warenzeichen) werden nicht besonders kenntlich gemacht. Aus dem Fehlen eines solchen Hinweises kann also nicht geschlossen werden, dass es sich um einen freien Warennamen handelt.

Stabilisationstraining mit der Blackroll

INHALT

Vorwort 9

Einführung 11

Stabilisationstraining 13

Vorstellung Blackroll 17

Was ist die BlackRoll? 17

Ursprüngliche Verwendung der Blackroll 19

Sicherheitshinweise 22

Kontraindikationen 23

Blackroll als Stabilisationstrainingsgerät 25

Übungen zur Stabilisation mit der Blackroll 27

Grundsätzliche Ausführungshinweise 27

Übungen im Stand 28

Stehendes Balancieren auf der Blackroll 28

Übungen in Liegestützposition 30

Liegestütz mit Blackroll unter den Händen 30

Liegestütz mit Rolle unter den Schienbeinen 32

Stabilisationstraining mit der Blackroll

Übungen im Unterarmstütz...34

Unterarmstütz mit Rolle unter den Unterarmen 34

Unterarmstütz mit Rolle unter den Schienbeinen 36

Übungen in der Brückenlage (Bridging) 38

Bridging mit Rolle unter den Füßen....................................38

Bridging mit Rolle unter den Schulterblättern 40

Übungen im Unterarmstütz rückwärts......................................42

Übungen mit der Rolle unter den Füssen........................42

Übungen mit 2 Rollen unter den Ellenbogen 44

Übungen im Vierfüßlerstand 46

Vierfüßlerstand mit Händen auf der Rolle 46

Vierfüßlerstand mit Unterschenkeln auf der Rolle....................48

Übungen im Seitstütz 50

Seitstütz mit Rolle unter den Füßen..................................50

Seitstütz mit Rolle unter dem Becken 52

Seitstütz mit Rolle unter dem Unterarm 54

Übungen in Rückenlage mit einer Rolle 56

Stabilisationstraining mit der Blackroll

Hüftrollen 56

Übungen im Liegen mit 2 Rollen 58

Bauchlage 58

Rückenlage 60

Abschliessende Mobilisierungsübungen 62

Katzenbuckel 62

Snake 64

Krokodil 66

Palme 68

Drehsitz 70

Dehnung Beinrückseite in Rückenlage 72

Dehnung Hüftbeuger 74

Haltung des Kindes 76

Blackroll unter BWS 78

Tischstand 80

Literatur 82

Über den Autor 84

Stabilisationstraining mit der Blackroll

Stabilisationstraining mit der Blackroll

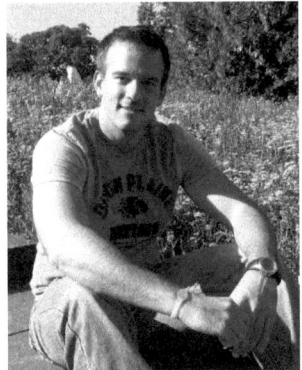

Vor einigen Jahren habe ich Doc Christoph Lukas auf dem Weißenhof in Stuttgart beim ATP-Tennisturnier kennengelernt.

Damals, noch als lokaler Turnierphysiotherapeut, merkte ich schnell, dass uns die Leidenschaft zum Sport verbindet.

Schon damals philosophierten wir über optimale Regenerationsmaßnahmen und Wege die zum perfekten Athleten führen.

Mittlerweile arbeite ich als Contractor seit 5 Jahren für die ATP World Tour und eine Blackroll ist bei mir immer Bestandteil der aktiven Regeneration auf der Tour.

Das praktiziere ich um in Sachen Prävention, Beweglichkeit und Stabilität auch am nächsten Tag einen Spitzen-Athleten auf dem Court zu sehen.

Der Inhalt dieses Buches ist in meinem täglichen Umgang mit Freizeit-, Leistungs- und Profisportlern nicht mehr wegzudenken. Dieses Buch empfehle ich jedem der mit Bewegung, Sport, Prävention oder Therapie zu tun hat.

Timo Kalbantner, Physiotherapeut

Stabilisationstraining mit der Blackroll

EINFÜHRUNG

Die Blackroll als Selbstmassage-Tool findet in Deutschland immer mehr Anhänger. Dies zeigt sich auch an der Tatsache, dass immer mehr wissenschaftliche Studien die Effekte der myofaszialen Eigenbehandlung erforschen. Einige Beispiele hierzu werden im Verlauf des Buches noch angeführt.

Nachdem die Blackroll zunächst vorwiegend als Hilfsmittel zur beschleunigten bzw. verbesserten Regeneration verwendet wurde, fanden sich durch den Experimentiergeist der Anwender schnell weitere Einsatzgebiete, z.B. zum Vorbereiten der Muskulatur auf die Belastung beim Aufwärmen.

Schnell wurde auch bemerkt, dass die „normalen" Übungen der Selbstmassage mit der Blackroll auch eine gewisse Beanspruchung der Rumpfmuskulatur mit sich bringen. Da zudem im aktuellen Trend des Functional Trainings viel Wert auf ganzheitliche, funktionelle und körperstabilisierende Übungen gelegt wird, liegt es nah, die Blackroll auch gezielt zum Stabilisationstraining einzusetzen.

Im Fitness Bereich gibt es eine Vielzahl von Hilfsmitteln, die einem mehr oder weniger gut beim Training helfen, auch für das Stabilitätstraining gibt es jede Menge Unterstützung. Mit der Blackroll ist ein Tool vorhanden, das bei etlichen Sportlern nicht mehr in der Sporttasche fehlen darf und täglich vor und/oder nach dem Training Verwendung findet. Wenn man einem solchen Tool durch Erweiterung der

Stabilisationstraining mit der Blackroll

Übungen einen zusätzlichen Wert abgewinnen kann, ist das meines Erachtens eine sinnvolle Sache. Daher habe ich mich daran gemacht, einige Stabilisationsübungen mit der Blackroll zusammenzustellen, nach einigen theoretischen Einführungen im Anfangsteil des Buches.

Ich hoffe Ihnen damit einige gute Ideen und Anregungen für das eigene Trainingsprogramm geben zu können.

Stabilisationstraining mit der Blackroll

„Stabilität ist eine Frage der Kontrolle und nicht der Kraft" Dieses Zitat von Chris Hamilton verdeutlicht, dass es beim Stabilisationstraining nicht darauf ankommt, viel Muskelmasse aufzubauen, sondern man muss die vorhandene Kraft möglichst optimal einsetzen. Die richtige Muskulatur muss angesteuert werden und die Dosierung Agonist Antagonist, also eines Muskels und seines Gegenspielers, muss optimal sein. Für die Stabilität sind nicht die äußerlichen, großen, mehrere Wirbelsäulensegmente überspringenden Muskeln wie der lange Rückenstrecker und die gerade Bauchmuskulatur gedacht, diese sind für Kraftentwicklung und Bewegung vorgesehen. Für die Haltearbeit, die Stabilität, sind die kleinen, lokalen Muskeln wie die Multifidii-Muskulatur an der Wirbelsäule und die querverlaufende Bauchmuskulatur verantwortlich.

Diese Muskulatur wir im westlichen Alltag mit Bewegungsmangel und übermäßigem Sitzen leider allzu oft vernachlässigt. Schon im Kindesalter klettern wir zu wenig, spielen nicht mehr Fangen, Fußball o.ä. und verlernen dadurch oft, unsere Haltemuskulatur richtig anzusteuern und lassen sie dadurch verkümmern. Die richtige Ansteuerung muss dann später, wenn Probleme auftreten oft langwierig wieder erlernt werden, hierbei soll dieses Buch ein kleines bisschen helfen.

Wird die Haltemuskulatur nicht richtig angesteuert, versuchen meist die oberflächlichen, langen Muskeln „einzuspringen". Da sie aber für lang andauernde statische Belastung nicht vorgesehen sind, sind sie

Stabilisationstraining mit der Blackroll

mit dieser Aufgabe überfordert und verspannen, so dass Verspannungsschmerzen entstehen, die bei anhaltender Fehlbelastung letztlich chronisch werden.

Interessant ist in diesem Zusammenhang auch ein aktuelles Denkmodell, bei dem davon ausgegangen wird, dass die andauernde Verspannung im Lendenwirbelsäulenbereich auch zu Verspannungen und letztlich zu Verdickung der Lumbalfaszie führt. Die Schmerzrezeptoren in der Faszie werden als Auslöser des chronischen LWS-Schmerzes angesehen (9, 10, 11).

Um die Beschwerden zu bekämpfen muss der Einsatz der Haltemuskulatur neu erlernt werden. Zu Beginn werden viele der Übungen ohne Bewegung, also isometrisch, ausgeführt. Die Haltemuskulatur wird über eine bestimme Zeit angespannt, um die gewünschte Position zu halten. Wichtig ist hierbei, trotz der Anspannung ruhig weiter zu atmen. Sind die Probleme schon lange vorhanden und die Schmerzen stärker, benötigt es meist, zumindest initial, die Hilfe eines Physiotherapeuten, um die korrekte Ansteuerung wieder zu erlernen. Sind die Übungen selbst schmerzhaft, muss vor dem Üben zunächst die orthopädische Abklärung erfolgen.

Ein angenehmer Nebeneffekt des Stabilisationstrainings ist die Leistungsverbesserung im Sport. Natürlich muss der Sportler in der Lage sein, seinen Sport schmerzfrei auszuüben, aber letztlich kommt es auch auf die Leistungsfähigkeit an.

Aus dem Rumpf heraus erfolgt sämtliche Kraftentwicklung. Jede Bewegung des Körpers erfolgt in Ketten, die Bewegung kann nur so stark

Stabilisationstraining mit der Blackroll

sein, wie das schwächste Glied der Kette (1). Beim Basketball Korbleger zum Beispiel geht es darum, eine möglichst hohe Abwurfhöhe zu erreichen, der Schwerpunkt (ungefähr auf Bauchnabelhöhe) muss dazu möglichst weit nach oben gebracht werden. Dies wird über den Maximalkrafteinsatz des Sprungbeines erreicht, funktioniert aber nur dann optimal, wenn eine gute Rumpfstabilität dafür sorgt, dass die Kraft nicht zwischen Bein und Rumpf durch mangelnde Stabilität „abgedämpft" wird (Adaptiert nach 1).

Stabilisationstraining mit der Blackroll

WAS IST DIE BLACKROLL?

Die Blackroll ist eine kompakte Rolle aus expandiertem Polypropylen (EEP), die sich durch ihre kompakten Maße (30 cm Länge, 15 cm Dicke und 5 cm Lochdurchmesser) und ihr geringes Gewicht (125g bei mittlerer Härte) auszeichnet. EEP ist zu 100% recyclingfähig, ohne Treibgase, geruchlos, wasserunlöslich und physiologisch unbedenklich. Zudem lässt sich die Rolle problemlos desinfizieren, abwaschen und ist bis 110° hitzebeständig. Sie ist zudem formbeständig und abriebfest, so dass Sie auch bei täglicher Nutzung im Profisport mit Sportlern über 100 kg Körpergewicht mehrere Jahre „durchhält". Die Blackroll ist in verschiedenen Härtegraden erhältlich, je nach Köpergewicht und gewünschter Massageintensität. Im Profibereich werden nahezu ausschließlich die harten Rollen verwendet, während in der Rehabilitation oft die Intensität der weicheren Rolle vollauf genügt, bzw. die harte Rolle zu intensiv wäre. Im Zweifelsfall empfiehlt sich allerdings eher eine Stufe härter zu wählen. Die Intensität der Belastung kann durch Gewichtsreduktion, z.B. durch Aufstellen des anderen Beines, reduziert werden, bei weichen Rollen kann die Belastung jedoch nicht unbegrenzt gesteigert werden, da der Druck durch das weichere Material nur bis zu einem gewissen Maß erhöht werden kann.

Durch das geringe Gewicht und die kompakten Abmessungen kann die Blackroll problemlos in der Sporttasche transportiert und zudem auch auf Reisen eingesetzt werden, z.B. zur Selbstmassage nach einer langen Autofahrt.

Stabilisationstraining mit der Blackroll

Seit Februar 2012 wurde die Produktpalette erweitert. Neben der Standard-Blackroll gibt es nun auch eine Mini-Variante, die entweder zur Massage kleinerer Muskeln, der Plantarfaszie oder als Verbindungsstück für zwei normale Rollen genutzt werden kann, da sie mit 5 cm Durchmesser exakt in das Mittelloch der Standardrolle passt.

Außerdem wurde der Blackroll Ball mit 8 und 12 cm Durchmesser eingeführt, der optimal für die Selbstmassage der Fußsohle oder auch der Gluteal-/Piriformis-Muskulatur geeignet ist.

Weitere neue Produkte sind die Blackroll Groove, die durch ihre gerillte Oberfläche auf hartem Untergrund zusätzlich vibriert und dadurch die Durchblutung nochmals verstärkt, und der Blackroll DuoBall. Letzteren gibt es mit 8 und 12 cm Durchmesser. Durch die reduzierte Auflagefläche wird der Druck punktuell noch weiter verstärkt und eine deutlich intensivere Massage ermöglicht. Die Aussparung zwischen den beiden Bällen ermöglicht eine weitest mögliche Schonung der Dornfortsätze bei der Massage der Rückenstrecker.

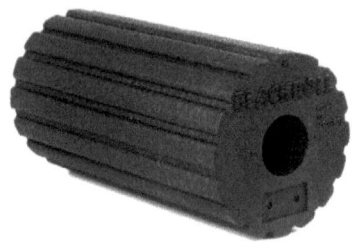

Blackroll Groove

Stabilisationstraining mit der Blackroll

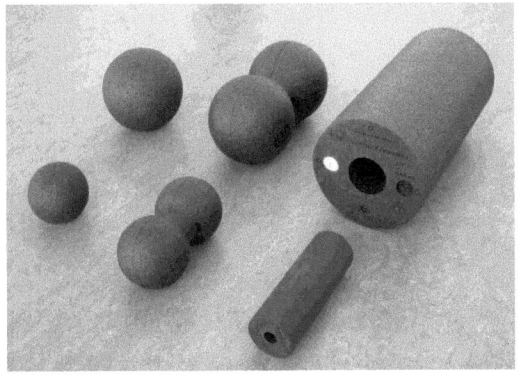

Blackroll Ball, Duo Ball (je 8 und 12 cm, Blackroll Mini und Blackroll

Ganz aktuell lässt sich noch berichten, dass die Blackroll mit dem Gütesiegel der AGR, der „Aktion gesunder Rücken" ausgezeichnet wurde. Dieser Verein fördert die Forschung über die Vermeidung von Rückenschmerzen und die Verbreitung der Erkenntnisse aus diesen Forschungsbestrebungen mit dem Ziel, damit einen Beitrag zur Bekämpfung des Volksleidens Rückenschmerzen zu leisten.

URSPRÜNGLICHE VERWENDUNG DER BLACKROLL

Die Blackroll dient als Regenerationstool zur Selbstmassage. Dabei sollen vor allem Verklebungen zwischen bzw. in den Faszien gelöst werden. Auf lange Sicht können dadurch fasziale Adhäsionen (Verwachsungen) aufgelöst und Narbengewebe reduziert werden, wodurch chronische myofasziale Schmerzsyndrome in ihrer Entste-

Stabilisationstraining mit der Blackroll

hung verhindert werden können. Durch die Selbstmassage können die Faszienstrukturen in ihrer Elastizität und Flexibilität verbessert werden, was letztlich auch die Leistungsfähigkeit z.B. im Sport verbessert.

Die Entspannung der Faszien und der Muskulatur wird u.a. durch die autogene Inhibition ermöglicht. Hierbei spielen die Golgi-Sehnenorgane eine entscheidende Rolle. Sie liegen am Übergang der Muskulatur in die Sehne und geben dem zentralen Nervensystem Rückmeldung über den Spannungszustand der Muskulatur. Durch die Selbstmassage mit der Blackroll werden die Golgi-Sehnen stimuliert worauf der Körper mit Entspannung des Muskels reagiert.

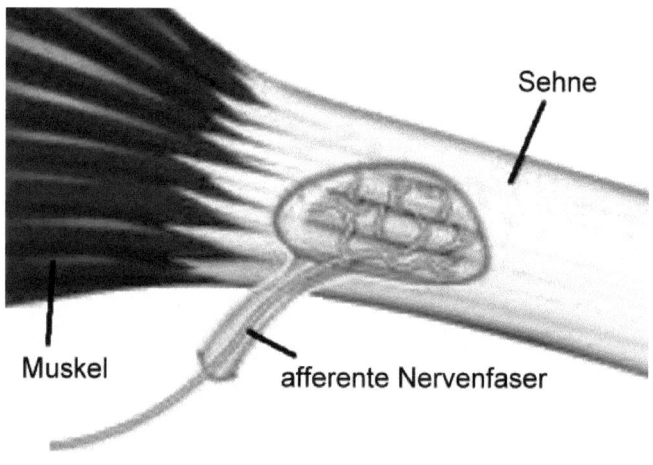

Schematische Darstellung eines Golgi-Sehnenorgans

Stabilisationstraining mit der Blackroll

Auch Triggerpunkte in der Muskulatur können im Sinne einer Release-Technik behandelt werden.

Durch den lokalen Druck der Blackroll wird die Faszie wie ein Schwamm ausgepresst, was im Anschluss eine Gewebehydratation auslöst und letztlich Elastizität und Gleitfähigkeit des Gewebes verbessert.

Zudem wird durch die Selbstmassage auch die Durchblutung angeregt. Dadurch wird die Muskulatur vor Belastung leicht erwärmt. Nach Belastung wird sie durch den Abtransport von Stoffwechselendprodukten in der Regeneration unterstützt.

Die Faszienbehandlung mit der Blackroll wurde bereits in dem Buch mit dem gleichnamigen Titel (BoD Verlag, ISBN 9783844816761) ausführlich dargestellt (6), daher soll die Selbstmassage hier nicht mehr aufgegriffen werden.

Ergänzend soll jedoch erwähnt werden, dass inzwischen mehrere Studien zeigen konnten, dass es durch die Behandlung mit der Blackroll zu einer verbesserten Beweglichkeit kommt, ohne dass der Sportler an Kraft einbüßt (12). Muskelschmerzen nach der Belastung werden zudem reduziert (8). Nach Benutzen eines Foamrollers zum Aufwärmen wurde außerdem eine geringere Ermüdung während des nachfolgenden Trainings gemessen (3).

Stabilisationstraining mit der Blackroll

Leichte Verschmutzungen können mit einem feuchten Tuch entfernt werden, auch der Einsatz von Desinfektionsspray ist kein Problem. Stärkere Verschmutzungen können auch unter fließendem Wasser mit Seife beseitigt werden, die Rolle sollte vor Wiedereinsatz vollständig getrocknet sein.

Um die Haltbarkeit der Blackroll und die Sicherheit des Trainings zu gewährleisten, sollten einige Punkte beachtet werden:

Im Trainingsbereich sollten sich keine scharfkantigen Gegenstände befinden. Der Untergrund sollte eben und griffig sein, so dass die Rolle gut rollt, aber nicht wegrutscht.

Die Rolle ist mit max. 100 kg (mittlere) bzw. 125kg (harte) Rolle belastbar.

Kinder sollten nur unter Aufsicht üben.

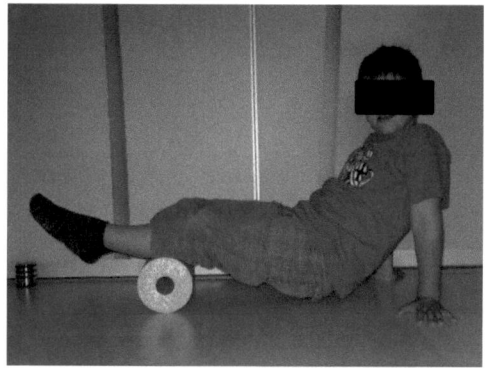

Unter Aufsicht können auch Kinder mit der Blackroll üben,
insbesondere Gleichgewichtsübungen.

Stabilisationstraining mit der Blackroll

Patienten oder Sportler, die mit der Blackroll arbeiten und unter

- ✓ Osteoporose
- ✓ Bandscheibenschäden
- ✓ einer Thrombose
- ✓ Bluthochdruck
- ✓ Fibromyalgie
- ✓ Weichteilrheuma

leiden, sollten vor der Eigenbehandlung Ihren Arzt konsultieren, grundsätzlich ist aber auch bei diesen Patienten das Üben mit der Blackroll sinnvoll und hilfreich, das Programm muss allerdings unter Umständen angepasst werden.

Auch Patienten, die an der Wirbelsäule operiert wurden oder denen ein künstliches Hüft- / Kniegelenk implantiert wurde, sollten ihren Arzt um Rat fragen, die ersten 4 Monate nach der Operation sollten sie die Blackroll nur unter Aufsicht verwenden.

Stabilisationstraining mit der Blackroll

BLACKROLL ALS STABILISATIONSTRAININGSGERÄT

Die Möglichkeiten, die die Blackroll für die Faszienbehandlung und zur Selbstmassage bietet sind inzwischen wohl bekannt. Hierfür wurde das Tool auch mit dem Physiopreis 2009 ausgezeichnet. Hintergründe und eine Übungsanleitung zur Faszienbehandlung mit der Blackroll wurden bereits im gleichnamigen Buch ausführlich dargelegt und beschrieben (6).

Die Blackroll kann jedoch noch mehr. Bereits im Rahmen der Selbstmassage bemerken viele Anwender, dass die Rumpfmuskulatur gefordert wird und man somit den „Core" mittrainiert.

An diesen Gedanken anlehnend, lässt sich eine Vielzahl von Übungen finden, mit denen die Körperstabilität, der Gleichgewichtssinn und die Rumpfmuskulatur trainiert werden können. Die Blackroll bietet hier im Vergleich mit anderen Foamrollern den Vorteil, dass sie sehr stabil ist, und es kein Problem ist, auch mit dem gesamten Körpergewicht auf der Blackroll zu stehen.

Der Sinn des Einsatzes der Rolle ist, die teilweise schon bekannten Übungen zu intensivieren. indem der Untergrund und dadurch der eigene Stand bzw. die eigene Körperhaltung durch die Rolle instabiler wird. Dadurch muss die stabilisierende Muskulatur intensiver arbeiten und der Trainingseffekt vergrößert sich.

Diesen Effekt nutzt auch das Pilates bereits für sich aus, die Pilatesrolle ist im Vergleich jedoch deutlich weicher. Erste Gedanken, die Blackroll auch für Pilates zu verwenden, gab es bereits (2).

Stabilisationstraining mit der Blackroll

Dass es durch das Stabilisations-Training mit der Rolle zu einem verbesserten Trainingseffekt kommt zeigte sich in diversen Studien. Es zeigte sich u.a. eine vermehrte elektromyographische Aktivität der Bauchmuskulatur sowie der hinteren schrägen Muskelkette mit Foam Roller (4, 5).

Stabilisationstraining mit der Blackroll

GRUNDSÄTZLICHE AUSFÜHRUNGSHINWEISE

Die Bewegungen sollen langsam und gleichmäßig ohne Schwung durchgeführt werden.

Die Rumpfmuskulatur wird während der Ausführung zur Stabilisation angespannt, Pressatmung sollte vermieden werden. Die tiefe Bauchmuskulatur wird durch leichtes Einziehen des Nabels nach innen-oben aktiviert.

Die optimale Atemtechnik: Ausatmen beim anstrengendsten Teil der Übung, Einatmen bei Rückkehr in die Ausgangsstellung.

Das Üben sollte immer schmerzfrei möglich sein, ansonsten sollte der Orthopäde die Schmerzursache abklären.

Starten Sie zunächst mit der gezeigten Grundübung, wird diese sicher beherrscht, können durch die gezeigten Variationen neue, zusätzliche Reize gesetzt werden.

Selbstverständlich sind auch selbst entwickelte Übungen/Variationen möglich.

Stabilisationstraining mit der Blackroll

STEHENDES BALANCIEREN AUF DER BLACKROLL

Ausgangslage:

Rolle in der Frontalebene auf dem Boden, aufrechter Stand mit leicht gebeugten Knien auf der Blackroll. Die tiefe Bauchmuskulatur wird durch leichtes Einziehen des Nabels nach innen-oben aktiviert.

Durchführung:

Zunächst sicher stehen, dann kann leicht über die Plantarfaszie nach vorn und hinten gerollt werden, wodurch gleichzeitig ein Massageeffekt erzielt wird. 2x 30-40 sec. halten

Variationen:

- Augen geschlossen
- einbeiniger Stand, freies Bein vor- und zurückschwingen
- freies Bein beschreibt eine 8
- Kniebeuge auf der Rolle
- Als extreme Herausforderung kann auch mit einem Fuß auf der in der Sagitalebene liegenden Rolle gestanden werden. Vorsicht Sturzgefahr!

Stabilisationstraining mit der Blackroll

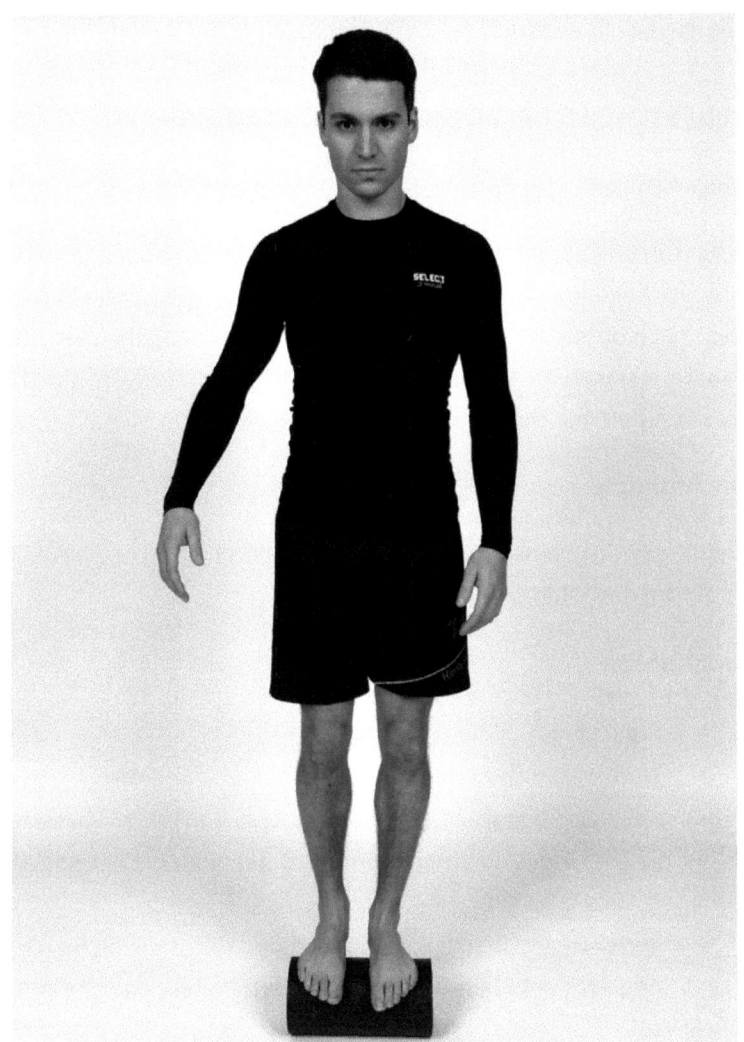

Stabilisationstraining mit der Blackroll

LIEGESTÜTZ MIT BLACKROLL UNTER DEN HÄNDEN

Ausgangslage:

Liegestützposition, die Hände stützen sich auf die entlang der Schulterachse liegende Rolle. Der Körper wird gerade gehalten, Blick senkrecht nach unten, Kopf nicht überstrecken oder hängenlassen, die Schultern sinken nicht ein. Die tiefe Bauchmuskulatur wird durch leichtes Einziehen des Nabels nach innen-oben aktiviert.

Durchführung:

Ellenbogen abgesenkt, die Ellenbogen bleiben hierbei eng am Körper. 10-30 Wiederholungen, 2-3 Sätze

Variationen:

- Rolle längs
- Tempo und Grad der Ellenbogenflexion variieren
- Füße als Steigerung auf einen Kasten, Bank oder Stuhl stellen
- Ist die Übung zu anstrengend, können die Knie am Boden aufgesetzt werden.
- In der Liegestützposition bleiben und diagonal ein Bein und einen Arm anheben und 3-4 Sekunden halten, dann Seitenwechsel.

Stabilisationstraining mit der Blackroll

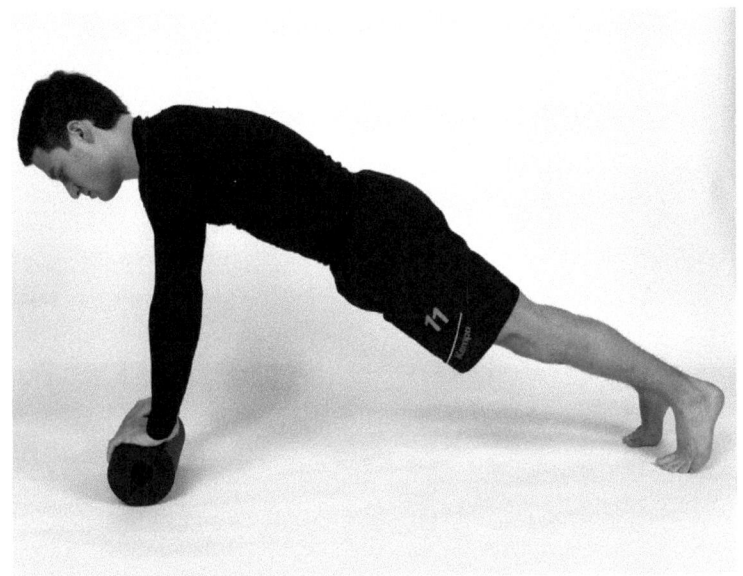

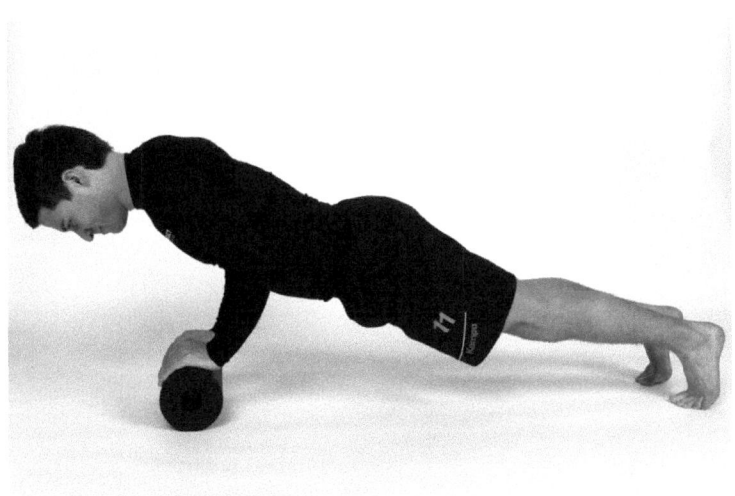

Stabilisationstraining mit der Blackroll

LIEGESTÜTZ MIT ROLLE UNTER DEN SCHIENBEINEN

Ausgangslage:

Liegestützposition, die Schienbeine liegen auf der quer liegenden Rolle. Der Körper wird gerade gehalten, Blick senkrecht nach unten, Kopf nicht überstrecken oder hängenlassen, die Schultern sinken nicht ein. Die tiefe Bauchmuskulatur wird durch leichtes Einziehen des Nabels nach innen-oben aktiviert.

Durchführung:

Die Körperhaltung wird beibehalten, der Körper durch anwinkeln der Ellenbogen abgesenkt, die Ellenbogen bleiben hierbei eng am Körper. 10-30 Wiederholungen, 2-3 Sätze

Variationen:

- Je weiter die Rolle in Richtung Sprunggelenke liegt, desto intensiver die Belastung. Größte Intensität wird erzielt, wenn die Zehen auf der Rolle stehen.
- Tempo und Grad der Ellenbogenflexion variieren
- Nur ein Bein auf die Rolle legen, das zweite leicht anheben

Stabilisationstraining mit der Blackroll

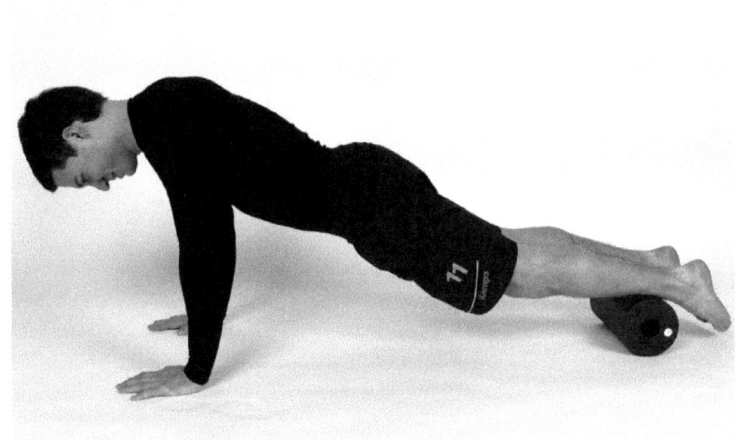

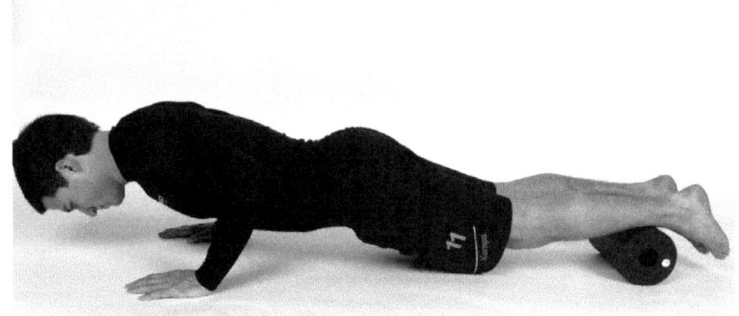

Stabilisationstraining mit der Blackroll

ÜBUNGEN IM UNTERARMSTÜTZ

UNTERARMSTÜTZ MIT ROLLE UNTER DEN UNTERARMEN

Ausgangslage:

Die Unterarme liegen auf der quer liegenden Rolle auf, die Oberarme stehen senkrecht, die Schultern sinken nicht ein. Der Körper wird gerade gehalten, Blick senkrecht nach unten, Kopf nicht überstrecken oder hängenlassen. Die tiefe Bauchmuskulatur wird durch leichtes Einziehen des Nabels nach innen-oben aktiviert.

Durchführung:

Die oben beschriebene Stellung 2x 30-40 sec. halten.

Variationen:

- Auf der Rolle entlang der Unterarme vor und zurückrollen.
- Beide Beine im Wechsel 1-2 Sec. Um 15 cm anheben, Becken hierbei gerade halten.
- Ein Bein während des gesamten Satzes 15 cm anheben, Becken gerade halten.
- Einen Arm im Wechsel gerade nach vorne strecken. Schulterblätter beim Anheben der Arme bewusst nach unten ziehen.

Stabilisationstraining mit der Blackroll

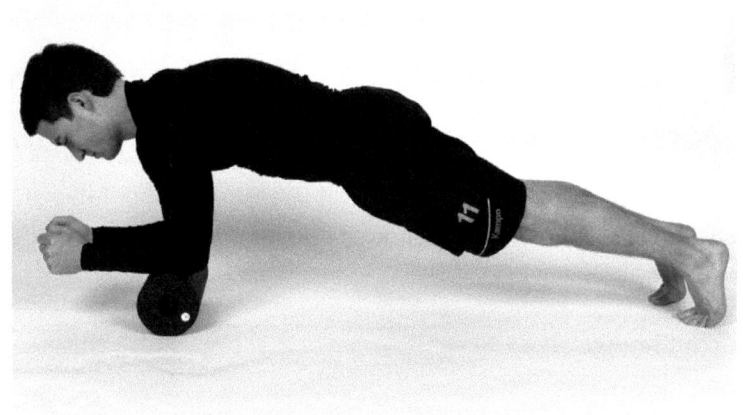

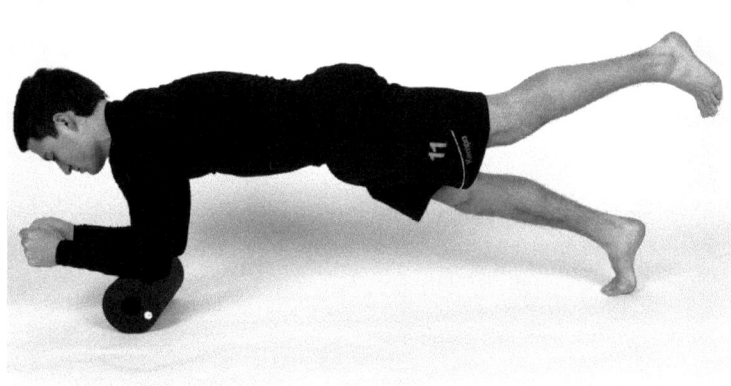

Stabilisationstraining mit der Blackroll

UNTERARMSTÜTZ MIT ROLLE UNTER DEN SCHIENBEINEN

Ausgangslage:

Die Unterarme liegen auf dem Boden, die Oberarme stehen senkrecht, die Schultern sinken nicht ein. Die Rolle liegt quer unter den Schienbeinen, nahe dem Sprunggelenk. Der Körper wird gerade gehalten, Blick senkrecht nach unten, Kopf nicht überstrecken oder hängenlassen. Die tiefe Bauchmuskulatur wird durch leichtes Einziehen des Nabels nach innen-oben aktiviert.

Durchführung:

Die oben beschriebene Stellung 2x 30-40 sec. halten.

Variationen:

- Auf der Rolle entlang der Unterschenkel vor und zurückrollen. Die Rolle hierbei zunächst in der Ausgangsposition nahe am Knie platzieren.
- Beide Beine im Wechsel 1-2 Sec. um 15 cm anheben, Becken hierbei gerade halten.
- Ein Bein während des gesamten Satzes 15 cm anheben, Becken gerade halten.
- Einen Arm im Wechsel gerade nach vorne strecken. Schulterblätter beim Anheben der Arme bewusst nach unten ziehen.

Stabilisationstraining mit der Blackroll

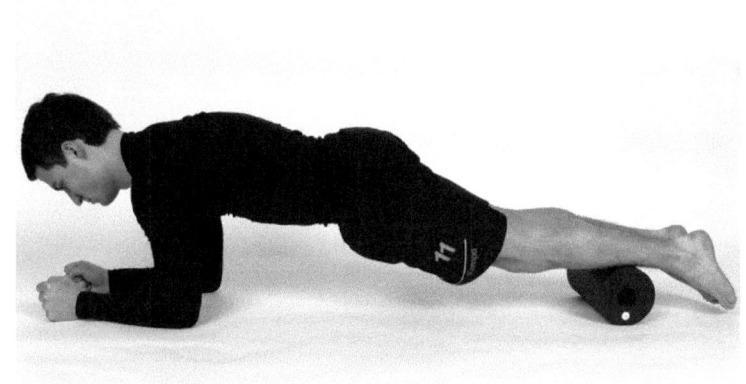

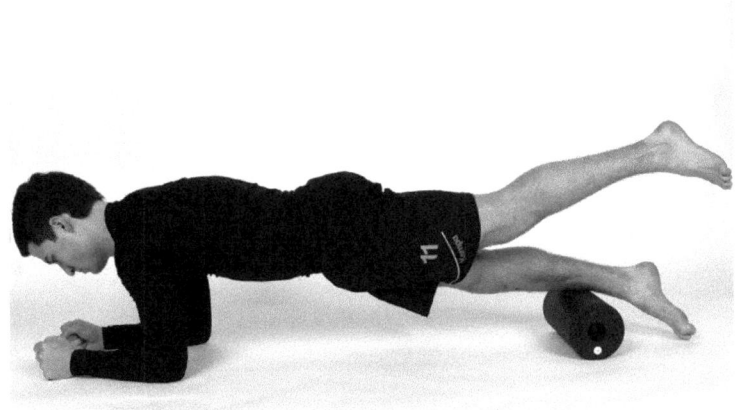

Stabilisationstraining mit der Blackroll

ÜBUNGEN IN DER BRÜCKENLAGE (BRIDGING)

BRIDGING MIT ROLLE UNTER DEN FÜßEN

Ausgangslage:

Rückenlage, Füsse auf der Rolle, Knie 90° angewinkelt, Arme seitlich am Körper. Das Becken wird angehoben, so dass Oberschenkel und Rumpf eine gerade Linie bilden. Die tiefe Bauchmuskulatur wird durch leichtes Einziehen des Nabels nach innen-oben aktiviert, die Gesäß-Muskulatur angespannt.

Durchführung:

Die oben beschriebene Stellung 2x 30-40 sec. halten.

Variationen:

- Ein Bein anheben in die gerade Verlängerung des Rumpfes und halten, darauf achten, dass das Becken waagerecht bleibt.
- Beide Beine im Wechsel anheben und 1-2 sec. halten.
- Auf der Rolle entlang der Fußsohle vor- und zurückrollen.

Stabilisationstraining mit der Blackroll

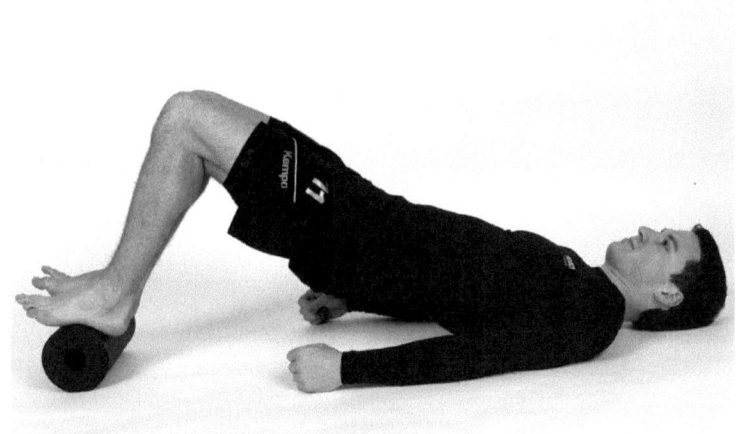

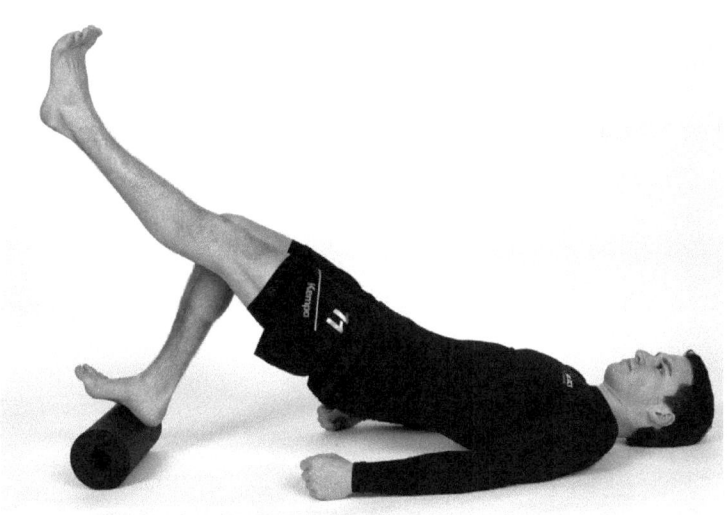

Stabilisationstraining mit der Blackroll

BRIDGING MIT ROLLE UNTER DEN SCHULTERBLÄTTERN

Ausgangslage:

Rückenlage, Füsse auf dem Boden aufgestellt, Knie 90° angewinkelt, die Arme werden vor der Brust verschränkt. Die Rolle liegt quer unter den Schulterblättern. Das Becken wird angehoben, so dass Oberschenkel und Rumpf eine gerade Linie bilden, zudem werden die Füsse so angehoben, dass nur noch die Ferse Bodenkontakt hat. Die tiefe Bauchmuskulatur wird durch leichtes Einziehen des Nabels nach innen-oben aktiviert, Gesäß-Muskulatur angespannt.

Durchführung:

Die oben beschriebene Stellung 2x 30-40 sec. halten.

Variationen:

- Ein Bein anheben in die gerade Verlängerung des Rumpfes und halten, darauf achten, dass das Becken waagerecht bleibt.
- Beide Beine im Wechsel anheben und 1-2 sec. halten.
- Auf der Rolle entlang der oberen BWS hin und her rollen. Damit wird gleichzeitig die ober Rückenstreck- und die Scapulastabilisierende Muskulatur massiert.

Stabilisationstraining mit der Blackroll

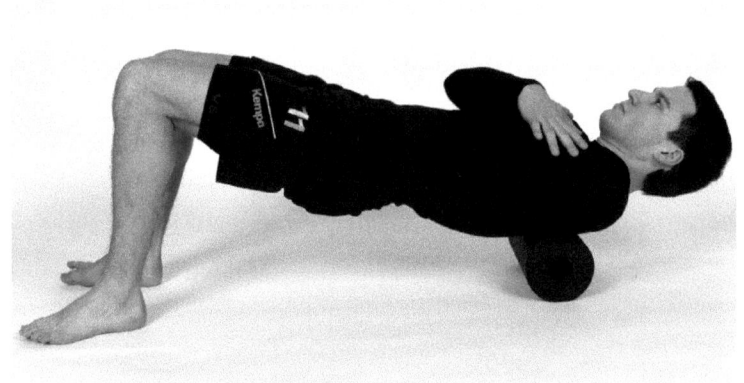

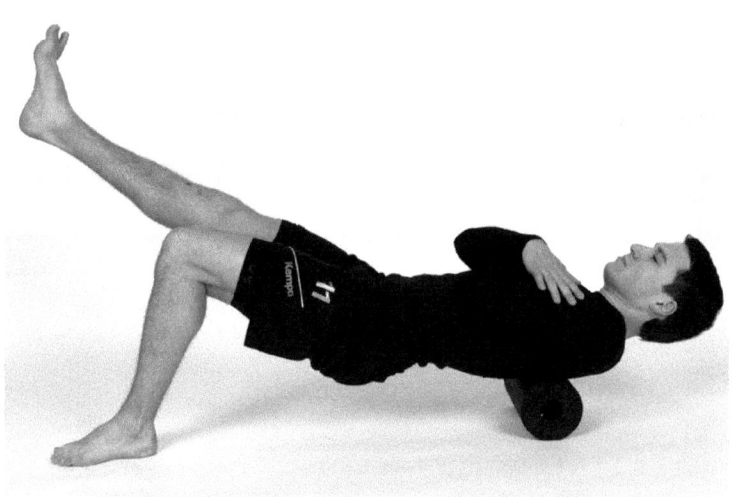

Stabilisationstraining mit der Blackroll

ÜBUNGEN MIT DER ROLLE UNTER DEN FÜSSEN

Ausgangslage:

Rückenlage, Füsse auf der quer liegenden Blackroll, Knie 90° angewinkelt, Fussspitzen angezogen. Unterarme liegen am Boden auf, die
Oberarme stehen senkrecht. Das Becken wird angehoben, so dass
Oberschenkel und Rumpf eine gerade Linie bilden. Die tiefe Bauchmuskulatur wird durch leichtes Einziehen des Nabels nach innen-oben
aktiviert.

Durchführung:

Die oben beschriebene Stellung 2x 30-40 sec. halten.

Variationen:

- Ein Bein anheben in die gerade Verlängerung des Rumpfes und
  halten, darauf achten, dass das Becken waagerecht bleibt.
- Beide Beine im Wechsel anheben und 1-2 sec. halten.

Stabilisationstraining mit der Blackroll

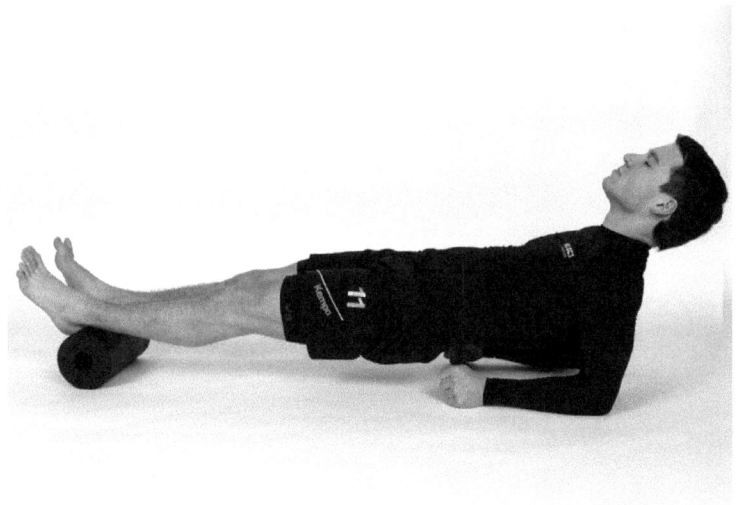

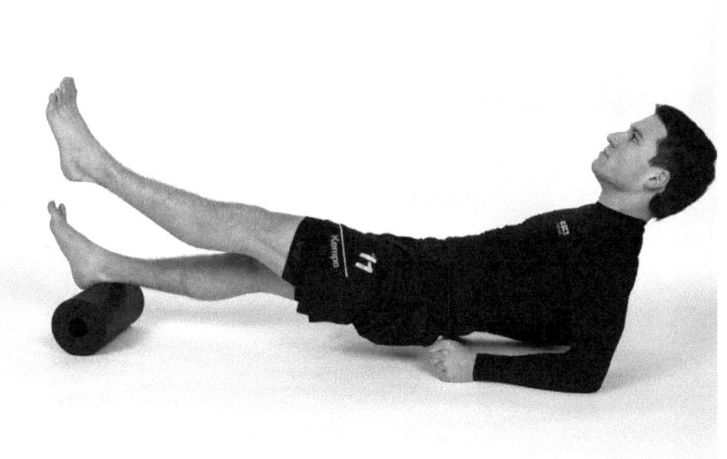

Stabilisationstraining mit der Blackroll

Ausgangslage:

Rückenlage, Füsse auf dem Boden aufgestellt, Knie 90° angewinkelt, Fussspitzen angezogen. Unterarme liegen auf je einer Blackroll ellenbogennah, die Oberarme stehen senkrecht. Das Becken wird angehoben, so dass Oberschenkel und Rumpf eine gerade Linie bilden. Die tiefe Bauchmuskulatur wird durch leichtes Einziehen des Nabels nach innen-oben aktiviert.

Durchführung:

Die oben beschriebene Stellung 2x 30-40 sec. halten.

Variationen:

- Ein Bein anheben in die gerade Verlängerung des Rumpfes und halten, darauf achten, dass das Becken waagerecht bleibt.
- Beide Beine im Wechsel anheben und 1-2 sec. halten.

Stabilisationstraining mit der Blackroll

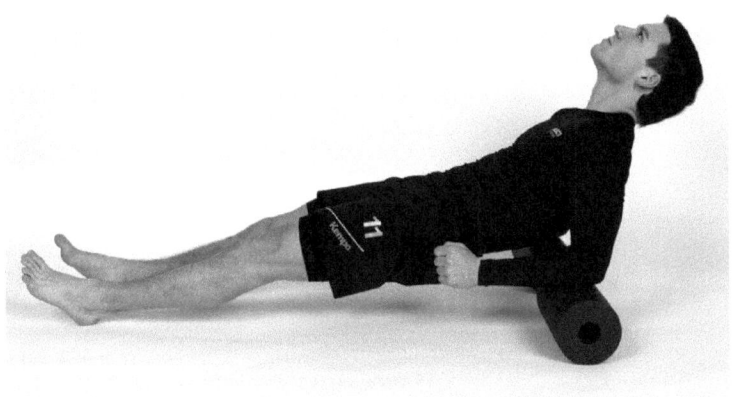

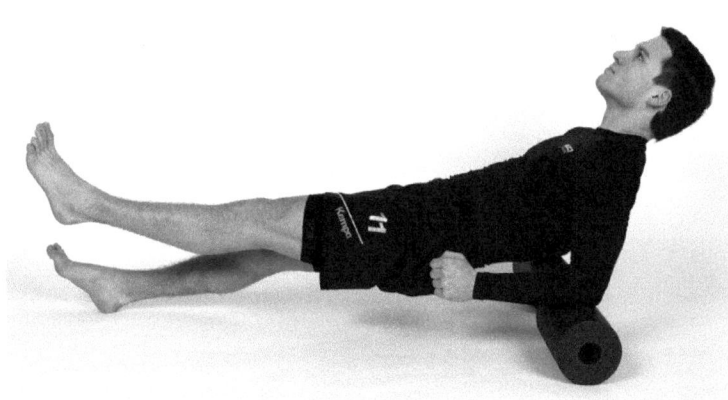

Stabilisationstraining mit der Blackroll

VIERFÜßLERSTAND MIT HÄNDEN AUF DER ROLLE

Ausgangslage:

Beide Hände auf der quer liegenden Rolle, Arme senkrecht gestreckt, die Schultern sinken nicht ein. Knie auf dem Boden, Oberschenkel senkrecht. Becken und Schulterachse waagrecht halten, der Rücken bleibt ebenfalls gerade. Die tiefe Bauchmuskulatur wird durch leichtes Einziehen des Nabels nach innen-oben aktiviert. Schulterblätter beim Anheben der Arme bewusst nach unten ziehen.

Durchführung:

Die unten angeführten Variationen jeweils 2x 30-40 Sekunden durchführen, wählen Sie die zu Ihrem Leistungsstand passenden Übungen und steigern Sie mit der Zeit die Intensität.

Variationen:

- Ein Bein anheben in die Verlängerung des Rumpfes. Nach 1-2 Sekunden Bein wechseln.
- Einen Arm anheben in die Verlängerung des Rumpfes. Nach 1-2 Sekunden Arm wechseln.
- Gleichzeitig Arm und gegenüberliegendes Bein anheben in die Verlängerung des Rumpfes. Nach 1-2 Sekunden Ellenbogen und Knie kurz unter dem Bauch annähern, dann Seitenwechsel.

Stabilisationstraining mit der Blackroll

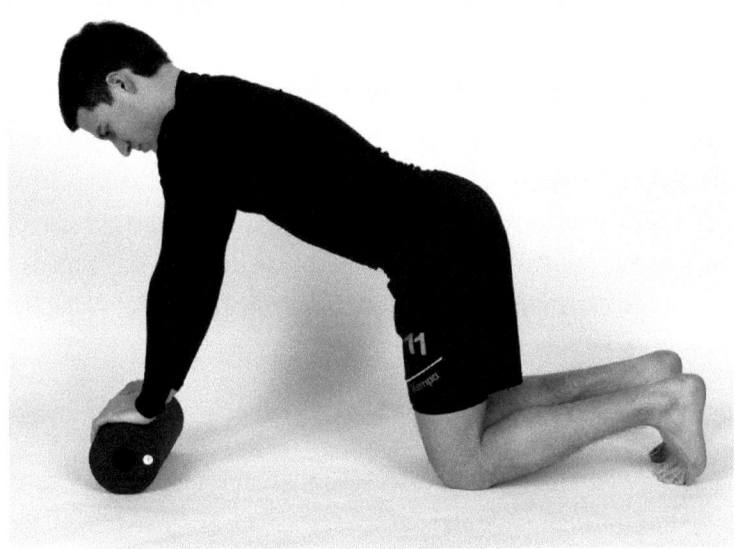

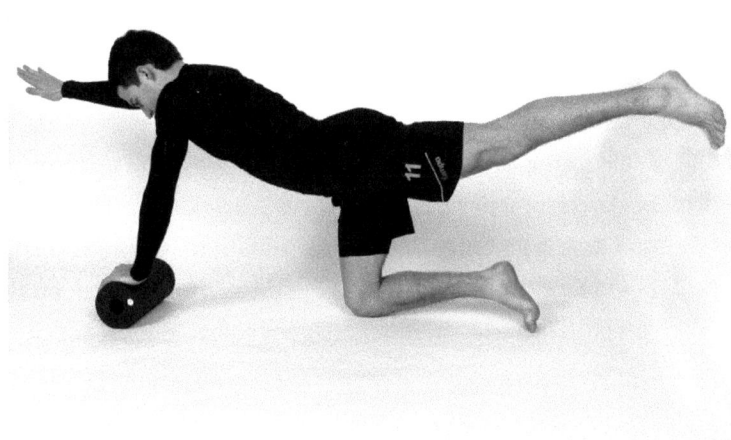

Stabilisationstraining mit der Blackroll

VIERFÜßLERSTAND MIT UNTERSCHENKELN AUF DER ROLLE

Ausgangslage:

Arme senkrecht gestreckt, Schultern sinken nicht ein. Oberer Unterschenkel auf der quer liegenden Rolle, Oberschenkel senkrecht. Becken und Schulterachse waagrecht halten, den Rücken gerade. Die tiefe Bauchmuskulatur wird durch leichtes Einziehen des Nabels nach innen-oben aktiviert. Schulterblätter beim Anheben der Arme bewusst nach unten ziehen.

Durchführung:

Die Variationen jeweils 2x 30-40 Sekunden durchführen, wählen Sie die zu Ihrem Leistungsstand passenden Übungen und steigern Sie mit der Zeit die Intensität.

Variationen:

- Ein Bein anheben in die Verlängerung des Rumpfes. Nach 1-2 Sekunden Bein wechseln.
- Einen Arm anheben in die Verlängerung des Rumpfes. Nach 1-2 Sekunden Arm wechseln.
- Gleichzeitig Arm und gegenüberliegendes Bein anheben in die Verlängerung des Rumpfes. Nach 1-2 Sekunden Ellenbogen und Knie kurz unter dem Bauch annähern, dann Wechsel.
- Beide Knie anziehen, so dass die Unterschenkel auf der Blackroll entlang rollen, dann entgegengesetzt in Richtung Streckung.

Stabilisationstraining mit der Blackroll

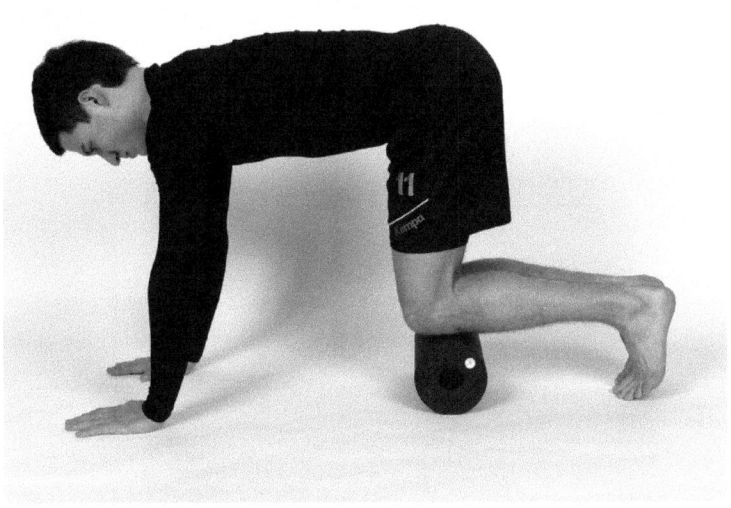

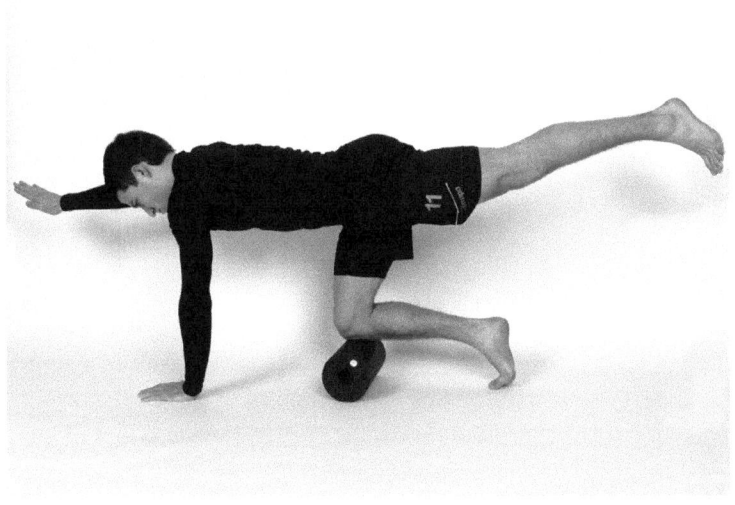

Stabilisationstraining mit der Blackroll

SEITSTÜTZ MIT ROLLE UNTER DEN FÜßEN

Ausgangslage:

Seitenlage, die Rolle liegt unter dem Sprunggelenk. Der Unterarm liegt auf dem Boden, der Oberarm steht senkrecht, der Kopf wird gerade gehalten. Das Becken wird angehoben, so dass Oberschenkel und Rumpf eine gerade Linie bilden. Die tiefe Bauchmuskulatur wird durch leichtes Einziehen des Nabels nach innen-oben aktiviert.

Durchführung:

Die oben beschriebene Haltung 2x 30-40 sec. pro Seite halten.

Variationen:

Das obere Bein mit angezogenen Füssen abspreizen, 1-2 Sekunden halten, wieder absenken und erneut anheben.

Das obere Bein mit angezogenen Füssen abspreizen und in dieser Stellung halten.

Stabilisationstraining mit der Blackroll

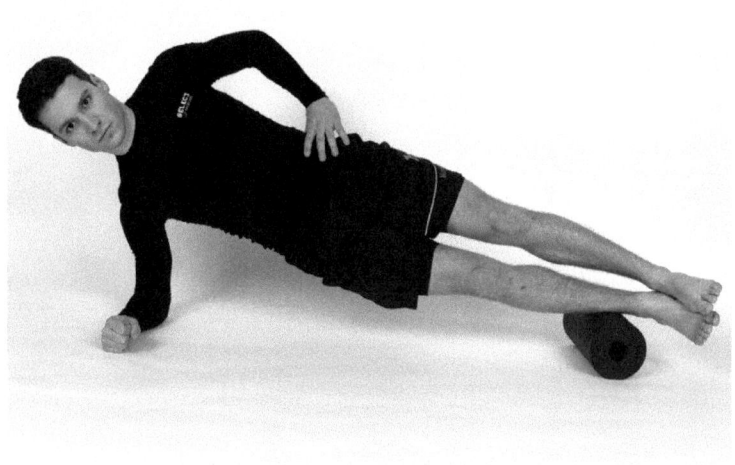

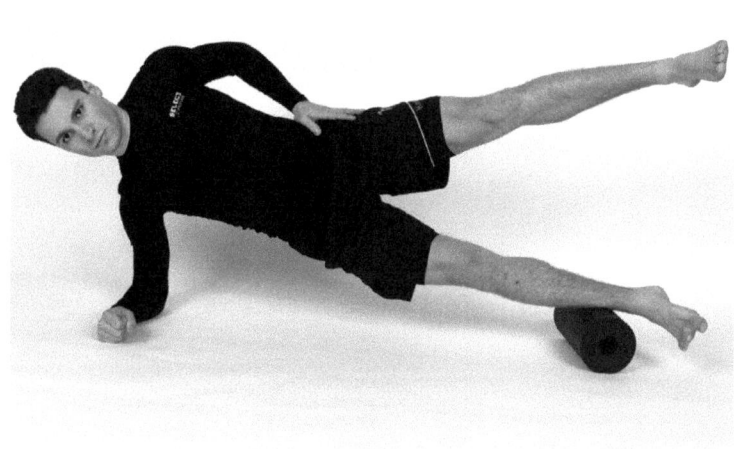

Stabilisationstraining mit der Blackroll

SEITSTÜTZ MIT ROLLE UNTER DEM BECKEN

Ausgangslage:

Seitenlage, die Rolle liegt unter dem Becken. Der Unterarm liegt auf dem Boden, der Oberarm steht senkrecht, der Kopf wird gerade gehalten, die Sprunggelenke liegen übereinander auf dem Boden. Die tiefe Bauchmuskulatur wird durch leichtes Einziehen des Nabels nach innen-oben aktiviert.

Durchführung:

Das obere Bein mit nach oben gezogenen Füssen abspreizen und halten. Insgesamt 2x 30-40 sec. pro Seite üben.

Variationen:

- Das obere Bein mit angezogenen Füssen abspreizen, 1-2 Sekunden halten, wieder absenken und erneut anheben.
- Zum intensiveren Üben wird auch das untere Bein angehoben und in der Waagrechten gehalten.
- Beide Beine parallel anheben.

Stabilisationstraining mit der Blackroll

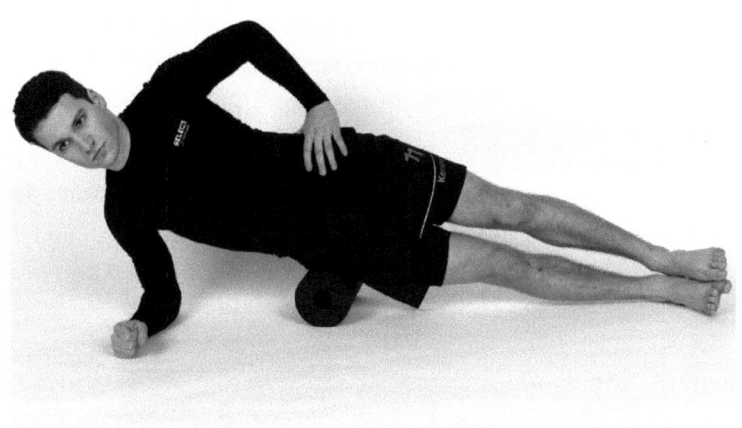

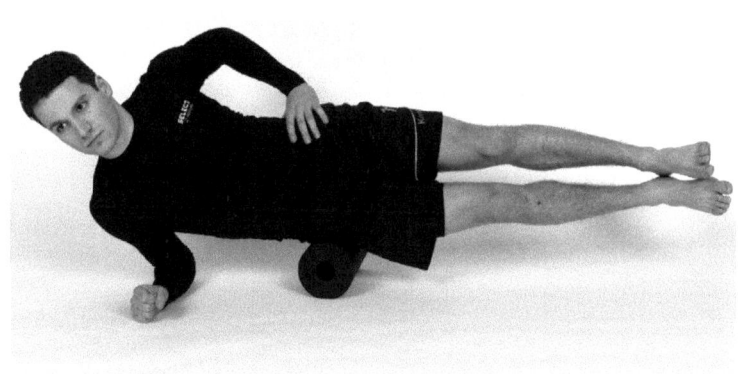

Stabilisationstraining mit der Blackroll

SEITSTÜTZ MIT ROLLE UNTER DEM UNTERARM

Ausgangslage:

Seitenlage, der Unterarm liegt auf der Blackroll, diese ist entlang der Körperlängsachse ausgerichtet. Der Oberarm steht senkrecht, der Kopf wird gerade gehalten. Die Sprunggelenke liegen übereinander auf dem Boden. Das Becken wird angehoben, so dass Oberschenkel und Rumpf eine gerade Linie bilden. Die tiefe Bauchmuskulatur wird durch leichtes Einziehen des Nabels nach innen-oben aktiviert.

Durchführung:

Die oben beschriebene Haltung 2x 30-40 sec. pro Seite halten.

Variationen:

- Die Blackroll wird entlang der Unterarmachse auf den Boden gelegt.
- Das obere Bein mit angezogenen Füssen abspreizen, 1-2 Sekunden halten, wieder absenken und erneut anheben.
- Das obere Bein mit angezogenen Füssen abspreizen und in dieser Stellung halten.

Stabilisationstraining mit der Blackroll

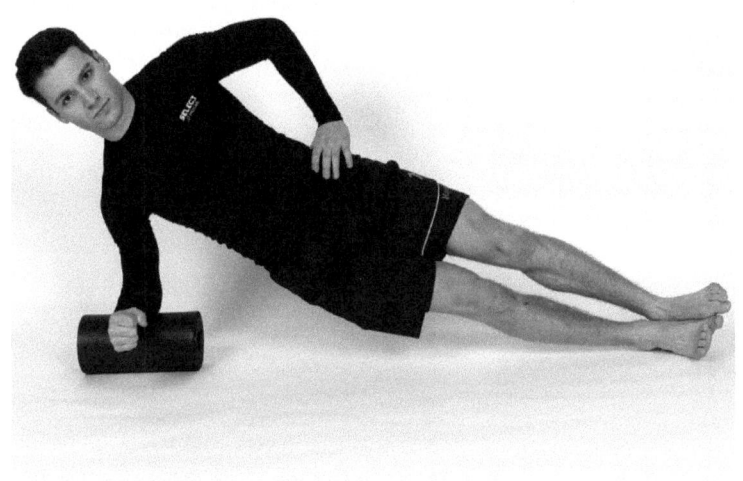

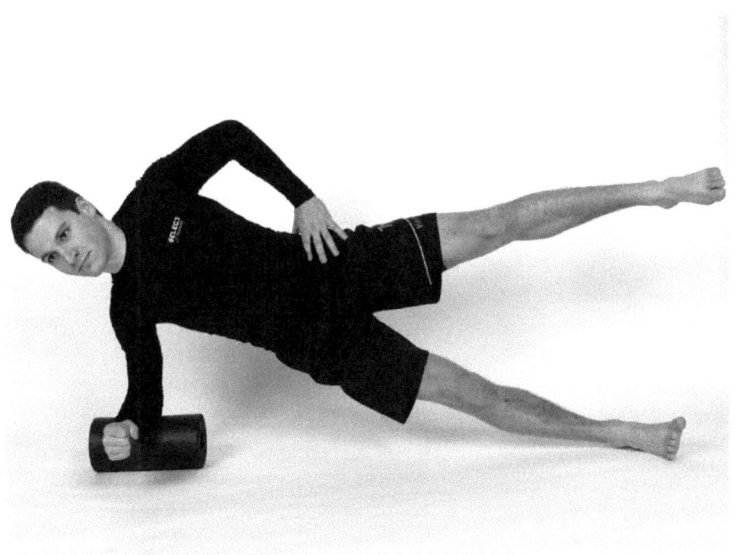

Stabilisationstraining mit der Blackroll

ÜBUNGEN IN RÜCKENLAGE MIT EINER ROLLE

HÜFTROLLEN

Ausgangslage:

Rückenlage, Arme seitlich weggestreckt, Blackroll unter dem Becken, Oberschenkel senkrecht nach oben, Knie 90° gebeugt, Fussspitzen angezogen. Die tiefe Bauchmuskulatur wird durch leichtes Einziehen des Nabels nach innen-oben aktiviert.

Durchführung:

Beine langsam zur Seite führen, 1-2 sec. Halten, dann zurück in die Ausgangsposition und zur anderen Seite, 10-30 Wiederholungen.

Variationen:

- Zur Intensivierung beide Beine gestreckt halten.

Stabilisationstraining mit der Blackroll

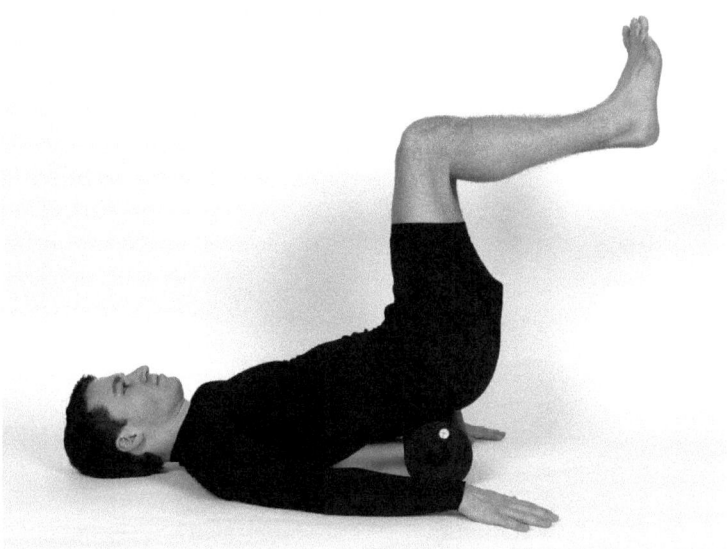

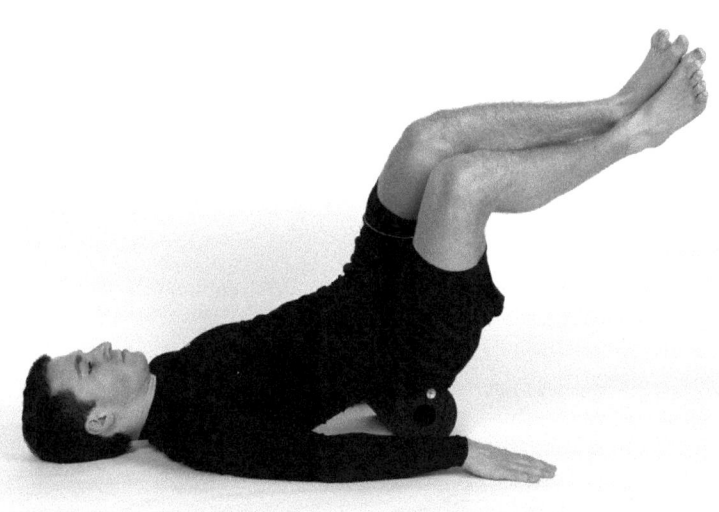

Stabilisationstraining mit der Blackroll

BAUCHLAGE

Ausgangslage:

Bauchlage, Arme seitlich weggestreckt, Blackrolls unter der Brust und dem Unterschenkel. Die tiefe Bauchmuskulatur wird durch leichtes Einziehen des Nabels nach innen-oben aktiviert.

Durchführung:

Den Körper 20-40 sec. gestreckt halten

Variationen:

- Beide Beine im Wechsel 1-2 sec. um einige Zentimeter anheben, Becken hierbei gerade halten.
- Ein Bein während des gesamten Satzes einige Zentimeter anheben, Becken gerade halten.

Stabilisationstraining mit der Blackroll

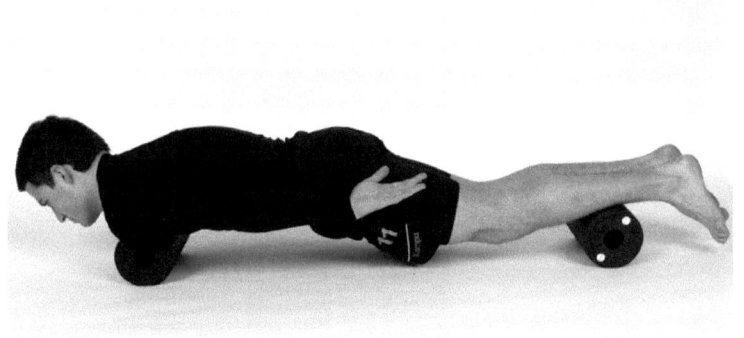

Stabilisationstraining mit der Blackroll

RÜCKENLAGE

Ausgangslage:

Rückenlage, Arme vor der Brust gekreuzt, Blackrolls unter den Schulterblättern und den Waden. Die tiefe Bauchmuskulatur wird durch leichtes Einziehen des Nabels nach innen-oben aktiviert.

Durchführung:

Den Körper 20-40 sec. gestreckt halten

Variationen:

- Beide Beine im Wechsel 1-2 sec. um einige Zentimeter anheben, Becken hierbei gerade halten.
- Ein Bein während des gesamten Satzes einige Zentimeter anheben, Becken gerade halten.

Stabilisationstraining mit der Blackroll

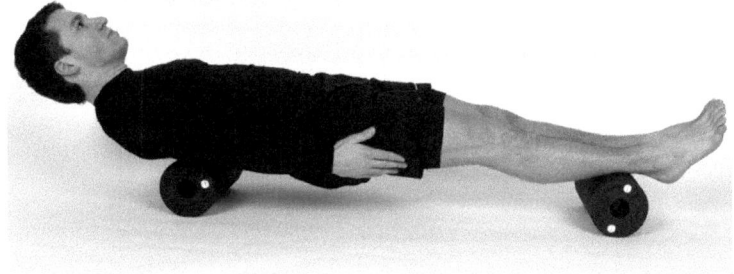

Stabilisationstraining mit der Blackroll

Neben den bekannten Faszien-Roll-Übungen aus dem Buch „Faszien-behandlung mit der Blackroll" sollen hier noch einige weitere dehnen-de/mobilisierende Übungen speziell für die Wirbelsäule gezeigt wer-den. Diese sollen insbesondere dazu dienen, die Tonuserhöhung in der Rumpfmuskulatur nach den Stabilisationsübungen wieder etwas her-unterzufahren, die Beweglichkeit im Rumpfbereich und die Geschmei-digkeit der Rumpffaszien zu erhalten.

KATZENBUCKEL

Ausgangslage:

Vierfüsslerstand, Arme senkrecht gestreckt, Schultern sinken nicht ein. Oberschenkel senkrecht. Becken und Schulterachse waagrecht halten, den Rücken gerade.

Durchführung:

Beim Ausatmen den Rücken zu einem Buckel einrollen, den Kopf hän-genlassen, den Bauchnabel nach innen-oben ziehen. Kurz halten, dann einatmend den Kopf leicht überstrecken, den Rücken gerade lassen und vom Gefühl her die Vorderseite des Rumpfes vom Sitzbein zum Kinn lang machen. 5-6 Wiederholungen.

Stabilisationstraining mit der Blackroll

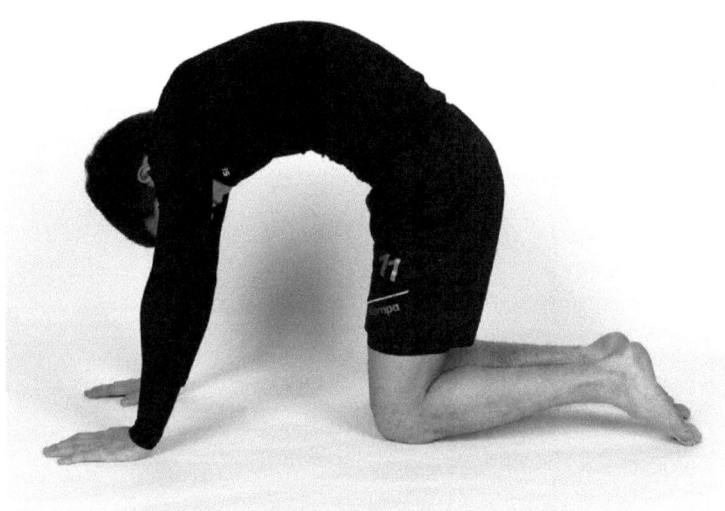

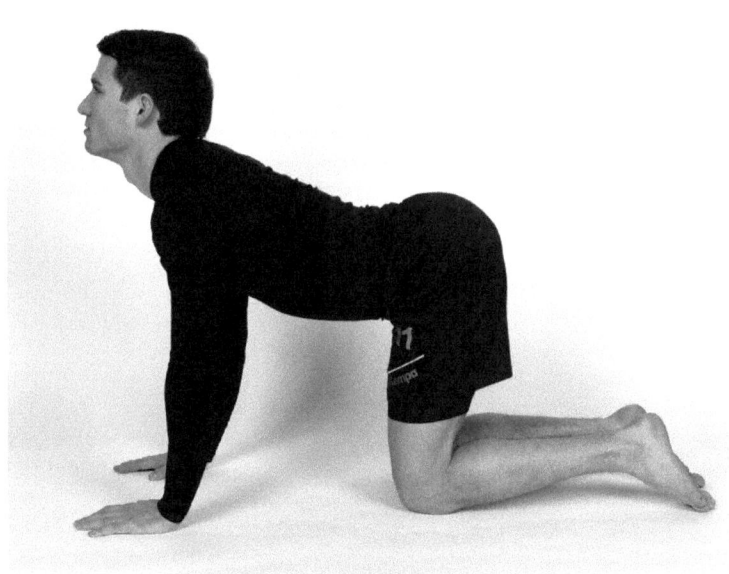

Stabilisationstraining mit der Blackroll

SNAKE

Ausgangslage:

Bauchlage, die Hände sind neben dem Brustkorb aufgesetzt, die Ellenbogen zeigen eng am Körper nach hinten.

Durchführung:

Durch Anspannen der Rückenmuskulatur Wirbel für Wirbel aufrichten, bis der Nabel gerade noch aufliegt, diese Position dann einige Sekunden halten. Die Arme helfen beim Stützen nicht mit, die Kraft kommt aus dem Rücken. Die Beine bleiben getreckt, die Gesäß-Muskulatur entspannt. 5-6 Wiederholungen.

Hinweis:

Diese Übung bitte nur durchführen, wenn es schmerzfrei möglich ist, ansonsten sollten Sie ggf. Ihren Arzt konsultieren.

Stabilisationstraining mit der Blackroll

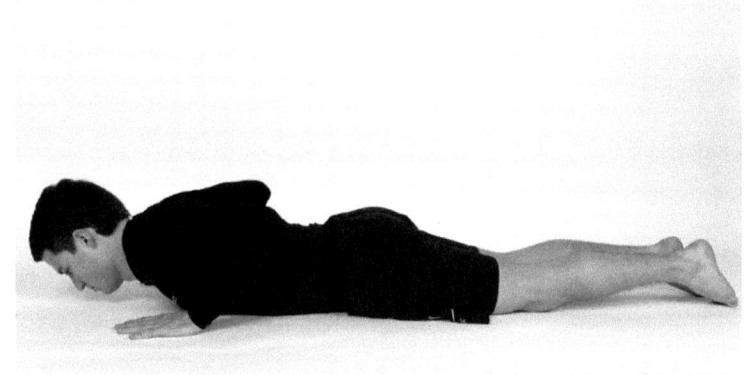

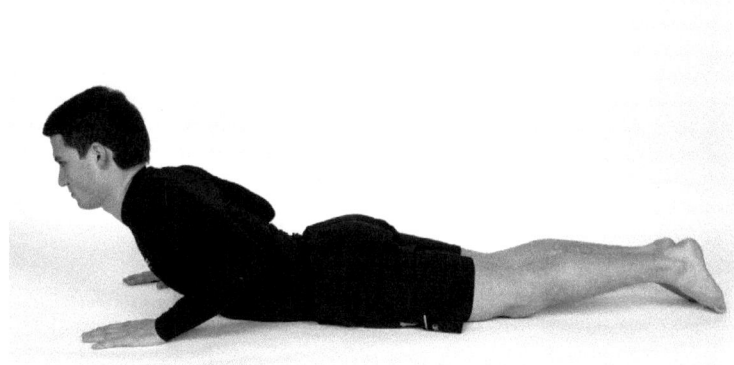

Stabilisationstraining mit der Blackroll

KROKODIL

Ausgangslage:

Rückenlage, Arme seitlich abgespreizt, Handflächen zeigen nach oben, Beine angewinkelt.

Durchführung:

Langsames Absinken zur linken Seite auf den Boden. Den Kopf nach rechtsdrehen, ausatmen und einen Moment halten. Mit der Einatmung zurück zur Mitte drehen, dann Seitenwechsel der Beine und des Kopfes. 5-6 Wiederholungen pro Seite.

Stabilisationstraining mit der Blackroll

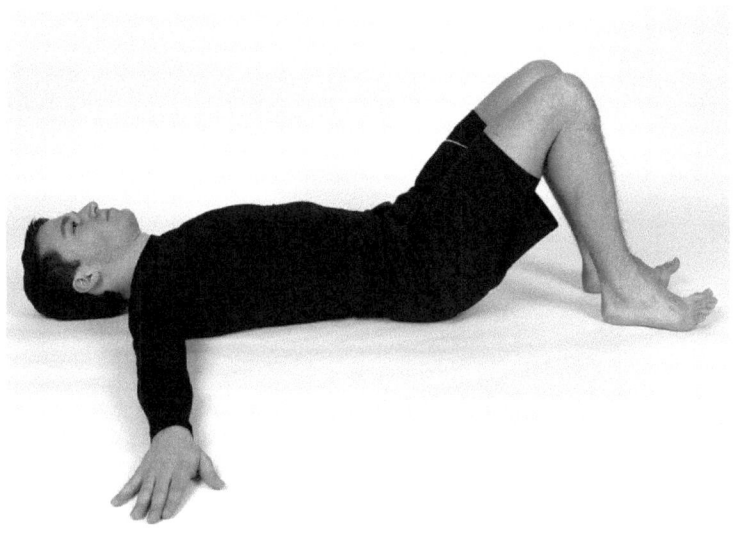

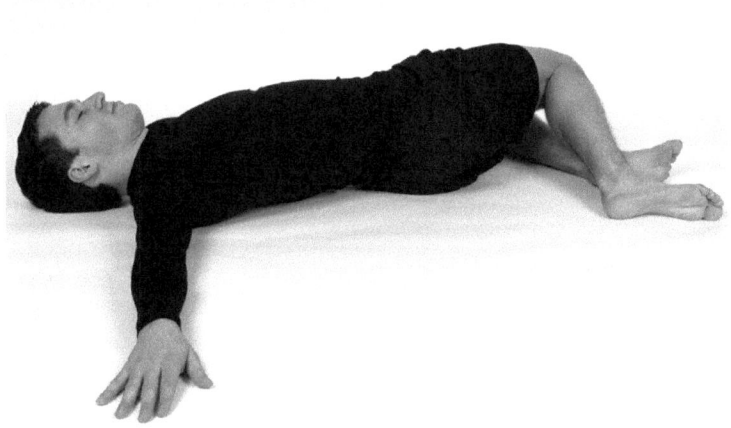

Stabilisationstraining mit der Blackroll

PALME

Ausgangslage:

Aufrechter Stand, Füße ca. 20 cm auseinander, Arme hängen neben dem Körper, Handrücken nach vorne.

Durchführung:

Arme nach vorne anheben und über den Kopf strecken, soweit nach oben wie möglich, Handflächen zeigen nach vorne. Einige Sekunden halten, dann wieder zurück in die Ausgangslage. 5-6 Wiederholungen.

Variation:

Stellen Sie sich zusätzlich auf die Zehenspitzen.

Stabilisationstraining mit der Blackroll

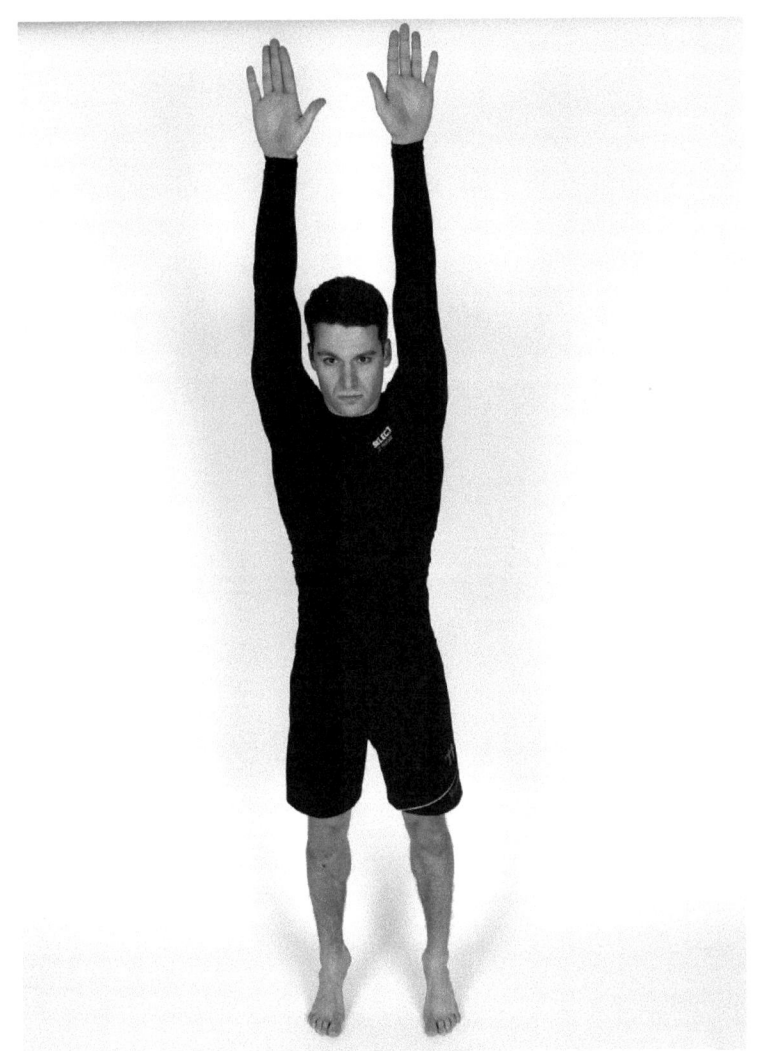

Stabilisationstraining mit der Blackroll

DREHSITZ

.Ausgangslage:

Langsitz, ein Bein wird aufgestellt, dass der Oberschenkel die unteren Rippen berührt, Der eine Arm geht aussen am gegenüberliegenden Knie vorbei. Die Fingerspitzen des anderen Armes werden hinter dem Körper aufgesetzt.

Durchführung:

Beim Ausatmen wird der Oberkörper zur Seite des aufgestellten Beines gedreht, mit jeder weiteren Ausatmung wird der Rumpf etwas weiter „verschraubt"

5-10 Atemzüge dehnen, dann Seitenwechsel.

Stabilisationstraining mit der Blackroll

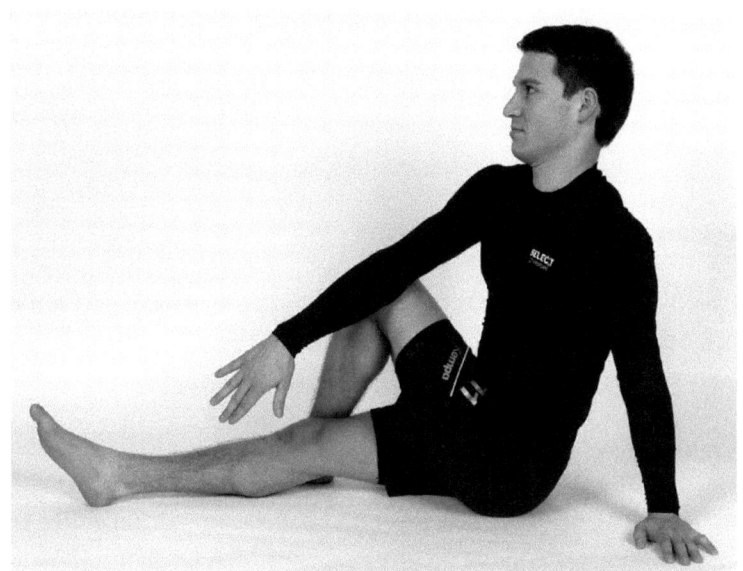

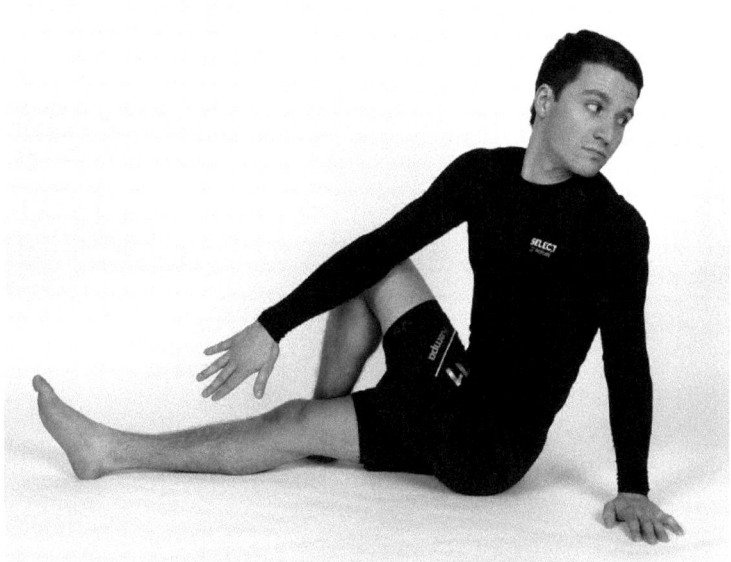

Stabilisationstraining mit der Blackroll

DEHNUNG BEINRÜCKSEITE IN RÜCKENLAGE

Hilfsmittel:

Gürtel, Tube, Miniband, Theraband o.ä.

Ausgangslage:

Rückenlage, die Fussspitzen werden angezogen, und zeigen senkrecht nach oben, nicht nach aussen rotieren. Das Band o.ä. wird um den einen Fuss gelegt und mit beiden Händen gegriffen.

Durchführung:

Das „umwickelte" Bein wird gestreckt angehoben, in der Hüfte flektiert, die Fussspitze bleibt angezogen, weiterhin keine Rotation in der Hüfte. Mit Hilfe des Bandes wird die Dehnung gehalten, ca. 30-40 sec.

Stabilisationstraining mit der Blackroll

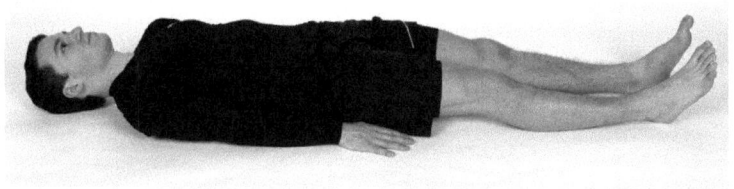

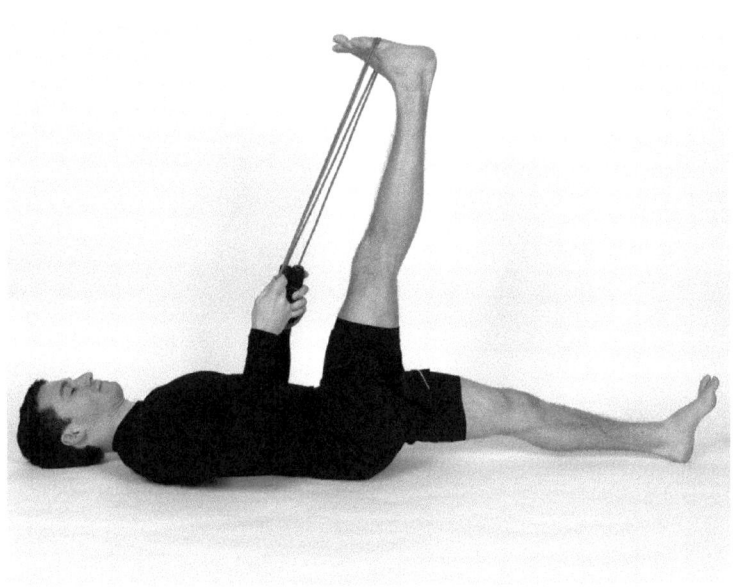

Stabilisationstraining mit der Blackroll

DEHNUNG HÜFTBEUGER

- Ein Knie auf dem Boden aufsetzen
- Den anderen Fuß weit vorne aufstellen
- Oberkörper gerade lassen
- Hüfte weit nach vorne schieben und hinteren Oberschenkel dabei zum Boden pressen
- Kniewinkel vorne sollte in der Endposition nicht kleiner als 90° sein

Ausgangslage:

Kniestand, vorderes Bein mit <90° Winkel in Knie und Hüfte, hinteres Bein mit gestreckter Hüfte, Knie auf dem Boden (ev. Kissen unterlegen), ev. mit einer Hand leicht abstützen, Rücken bleibt gerade.

Durchführung:

Hüfte weit nach vorne schieben, Gesäß-Muskulatur anspannen, hinteren Oberschenkel in Richtung Boden pressen, Kniewinkel des vorderen Beines nicht kleiner als 90°

30 sec. halten, dann Seitenwechsel

Stabilisationstraining mit der Blackroll

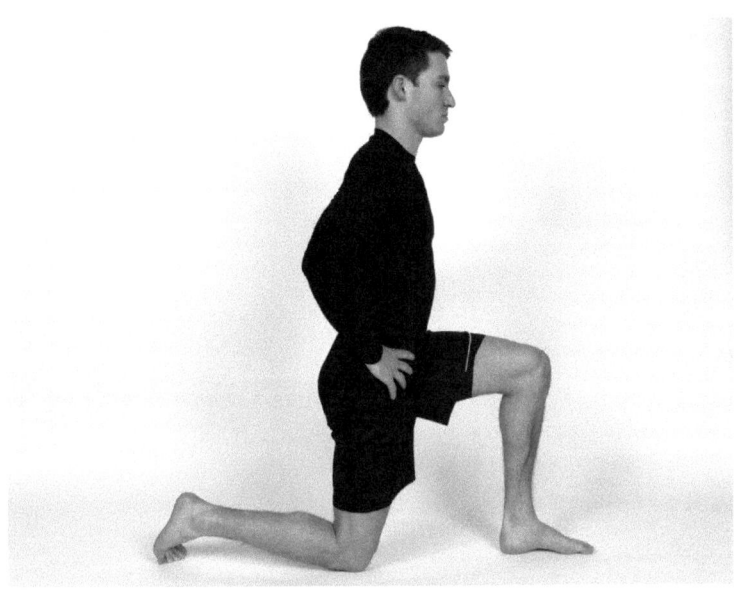

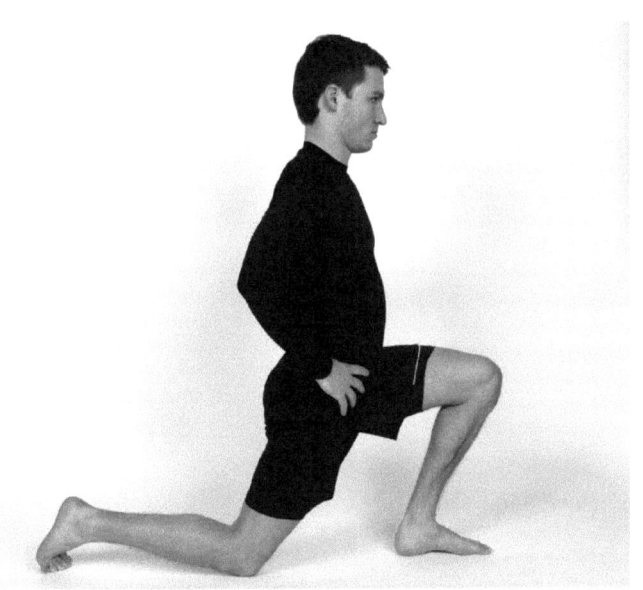

Stabilisationstraining mit der Blackroll

HALTUNG DES KINDES

Ausgangslage/Durchführung:

Fersensitz, dann nach vorne Beugen und die Stirn auf den Boden legen, Arme seitlich am Körper nach hinten, Handflächen zeigen nach oben.

60 sec. halten und entspannen

Aufgrund einer Verletzung mit noch eingeschränkter Beugung, konnte auf dem Bild leider nicht der komplette Fersensitz eingenommen werden.

Alternative:

Hände/ Fäuste mit nach unten zeigenden Handflächen neben oder unter die Stirn

Stabilisationstraining mit der Blackroll

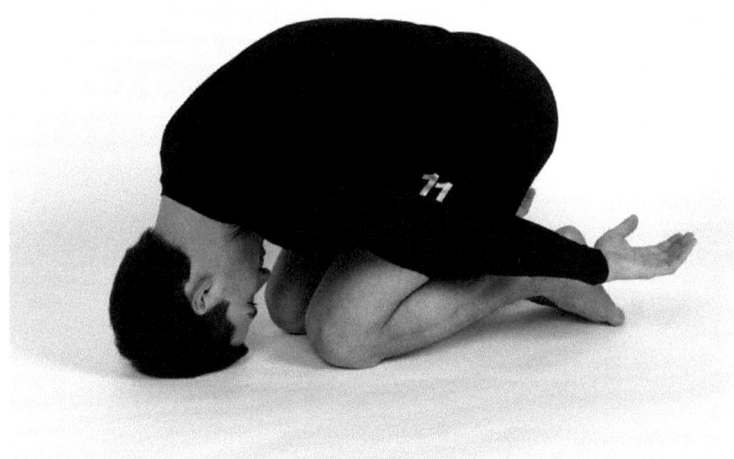

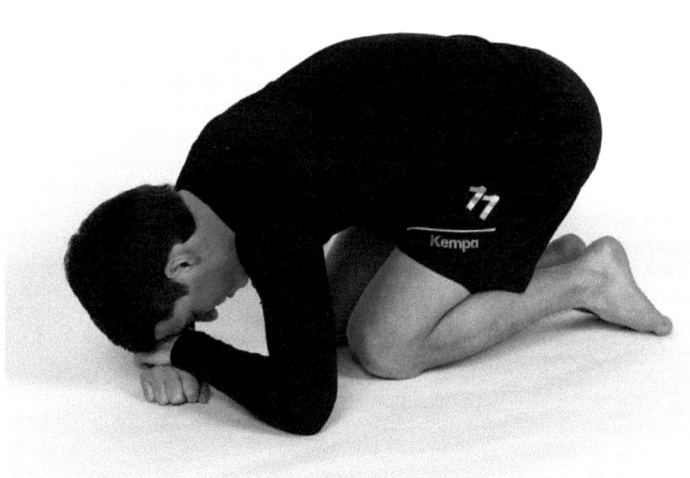

Stabilisationstraining mit der Blackroll

BLACKROLL UNTER BWS

Ausgangslage/Durchführung:

Rückenlage, Blackroll quer unter der BWS platzieren, Arme nach hinten gestreckt mit den Handflächen nach oben, 30-40 sec. halten

Variation:

Die Position der Rolle leicht nach oben und unten variieren.

Hinweis:

Diese Übung sollte schmerzfrei möglich sein, sonst nur nach ärztlicher Abklärung durchführen.

Stabilisationstraining mit der Blackroll

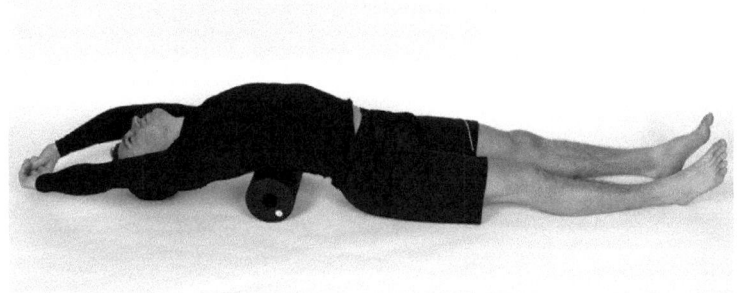

Stabilisationstraining mit der Blackroll

TISCHSTAND

Ausgangslage:

Stellen Sie sich vor eine freie Wand, Hände stützen sich schulterbreit auf Schulterhöhe an der Wand ab, Füße hüftbreit auseinander, Finger aufgefächert.

Durchführung:

Zurücktreten, bis die Hüften im 90° Winkel gebeugt sind, die Hände befinden sich auf Schulterhöhe, Sitzbein zieht nach hinten, der Bauchnabel nach innen-oben, die Knie sind leicht gebeugt

Halten Sie diese Position 5-10 Atemzüge.

Alternativ können Sie sich auch, wie auf dem Bild, an einem Stab festhalten.

Stabilisationstraining mit der Blackroll

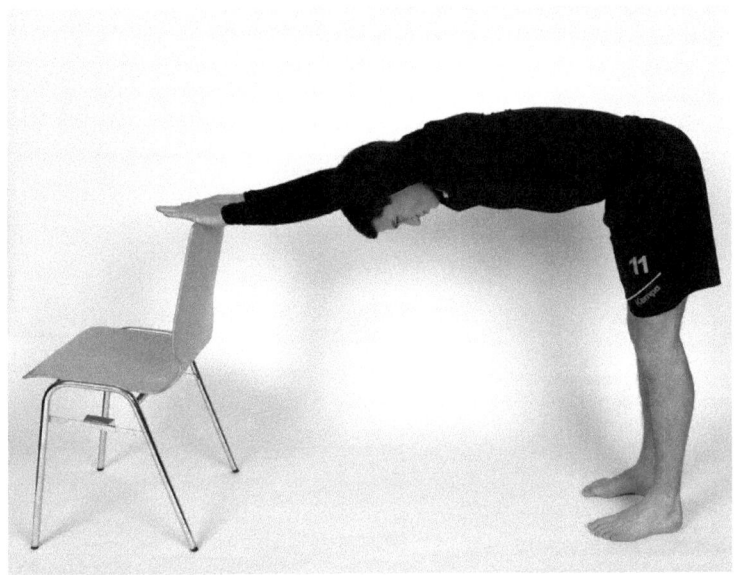

Stabilisationstraining mit der Blackroll

LITERATUR

1. Eschenbruch A.: Bewegt und gesund bleiben mit Fussball und Leichtathletik. Bildungswerk WFLV, Themenbereich 3: Stabilisierung/Kräftigung, 27.4.22013

2. Gewinger, V.: Nicht nur am Ball, sondern auf der Rolle bleiben – Pilates mit der Blackroll. Pilates, das Magazin (1)2010, 54-59

3. Healey, KC et al: The Effects of Myofascial Release with Foam Rolling on Performance. J Strength Cond Res 28 2014, 61-68

4. Kim, SJ. et al: Comparison of Abdominal Muscle Activity during a Single-legged hold in the hook-lying Position on the Floor and on a round Foam Roll. J Athl Train 46 2011, 403-408

5. Kim, JW. Et al: Comparison of Posterior Oblique Sling Activity during Hip Extension in the Prone Position on the Floor and on a Round Foam Roll. J Phys Ther Sci 25 2013, 977-979

6. Lukas, C.: Faszienbehandlung mit der Blackroll. BoD-Verlag Norderstedt 2012

7. MacDonald, GZ et al: An acute Bout on Self-myofascial Release increases Range of Motion without Subsequent Decrease in Muscle Activation or Force. J Strength Cond Res 27 2013, 812-821

8. MacDonald, GZ et al: Foam Rolling as a Recovery Tool after an Intense Bout of Physical Activity. Med Sci Sports Exerc 46 2014, 131-142

9. Schleip R. et al: Active Contraction of the Thoracolumbar Fascia – Indications of a new Factorin Low Back Pain Research with Implications for Manual Therapy. 5th Interdisciplinary World Congress on Low Back and Pelvic Pain, Melbourne 2004

Stabilisationstraining mit der Blackroll

10. Schleip R. et al.: Letter to the Editor concerning „A hypothesis of chronic backpain: ligament subfailure injuries lead to muscle control dysfunction" (M.Panjabi). Eur Spine J 16 2007: 1733-35

11. Schleip R. et al: The Fascial Network: An Exploration of its Load Bearing Capacity and its Potential Role as a Pain Generator. Published in: Vleeming A et al.: Proceedings of the 7th Interdisciplinary World Congress on Low Back & Pelvic Pain, Los Angeles, November 9-12, 2010, ISBN 978-90-816016-1-0, page 215-218

12. Sullivan, KM et al.: Roller-Massager application to the Hamstrings increases sit-and-reach Range of Motion within five to ten seconds without Performance Impairments. Int J Sports Phys Ther 8 2013, 228-236

Stabilisationstraining mit der Blackroll

ÜBER DEN AUTOR

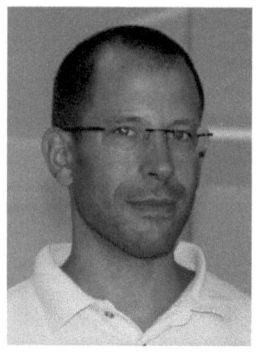

Dr. med. Christoph Lukas, 12.01.1974

Facharzt für Orthopädie

Sportmedizin, Akupunktur, Chirotherapie, Sozialmedizin

Privatpraxis und Leitender Arzt im Reha-Zentrum Hess, Steinheimerstr. 7-9, 74321 Bietigheim-Bissingen

Mannschaftsarzt SGBBM Bietigheim (1. Liga Handball Damen und Herren) und Crailsheim Merlins (1. Liga Basketball) sowie ehemaliger Mannschaftsarzt MHP RIESEN Ludwigsburg (1. Liga Basketball) und weiterer Mannschaften im Profisport.

Verbandsarzt Basketballverband Baden-Württemberg

1. Vorsitzender der deutschen Basketballärzte

www.drlukas.de

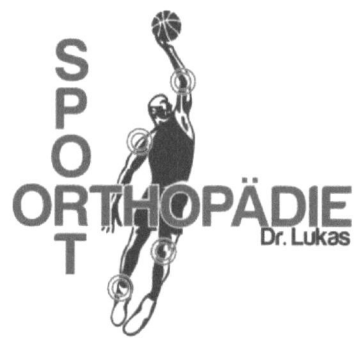